# 93

*Jerry*

## Imparando a Dire No

In case the winter is very cold...

*Lezioni di Tecnica Alexander*

# Imparando a Dire No

WALTER CARRINGTON

*Traduzione di Ettore Arcais*

© 2005 Walter Carrington

© Traduzione di Ettore Arcais

Stampato, rilegato e pubblicato negli Stati Uniti d'America per conto della Mornum Time Press.

ISBN 0-9644352-6-8

Tutti i diritti riservati.

È vietata la riproduzione, anche solo parziale, del presente volume senza una autorizzazione scritta. È fatta eccezione per brevi citazioni facenti parte di articoli e recensioni.

Il testo ed il design della copertina sono stati realizzati da Marianne Ackerman, 12 Haumia Street, Paekakariki, Nuova Zelanda.

Per ordinare delle copie ulteriori è necessario inviare alla Mornum Time Press, 2560 9th Street, #123A, Berkeley, California 94710, il pagamento anticipato di $30 (a questo prezzo vanno aggiunti $2.00 per spedizioni negli Stati Uniti d'America o $9.00 per spedizioni in Europa di 1 o 2 copie). È possibile ordinare on-line all'indirizzo: www.mtpress.com.

# Indice

- vii    Prefazione dell'autore
- ix    Nota del traduttore
- 1    Desiderare, volere e le fiabe
- 7    Da un punto di vista pratico
- 15    Generando l'energia per andare verso l'alto
- 19    Imparando a dire no
- 25    Allungando la statura
- 31    Il funzionamento generale
- 35    Il desiderio primario
- 41    Lo stimolo della costante
- 47    Alleggerendo la pressione
- 53    Al di là di ogni conoscenza
- 59    Il problema della responsabilità
- 63    La sciatica

- 67 L'equilibrio della testa
- 73 Cambiare senza cambiamenti
- 77 Teoria e pratica
- 81 L'ultima lezione
- 85 Yin e yang
- 91 L'ah bisbigliata
- 97 Camminare
- 101 L'atto di vivere
- 105 Biografie

# Prefazione dell'autore

Desidero rivolgere un caloroso benvenuto a tutti i nostri lettori italiani. Nonostante la semplicità degli argomenti trattati in questo libro, l'esperienza diretta nella vita di tutti i giorni è fondamentale per la loro comprensione. Ho cercato di parlarne con semplicità così che le persone si sentano incoraggiate a cercare una dimostrazione pratica dalle mani di un insegnante qualificato.

La Tecnica Alexander non è un qualcosa che potete imparare da un libro, così come non imparereste ad andare in bicicletta solamente leggendo qualcosa in proposito, ma è qualcosa di utile nella frenesia delle nostre vite moderne contraddistinte dalla fretta e dall'ansietà, e con così poco tempo per pensare. Diciamo spesso ai nostri figli: "Pensa a ciò che fai!", ma noi ci riusciamo sempre?

Mi auguro che questo libro possa piacervi ed esservi utile.

*Walter Carrington*
*Londra, 2004*

# Nota del traduttore

Walter Carrington ha fondato a Londra nel 1960 The Constructive Teaching Centre for the Alexander Technique – Il Centro per l'Insegnamento Costruttivo della Tecnica Alexander. All'interno del corso di formazione per insegnanti la lettura quotidiana dei quattro libri scritti da Frederick Matthias Alexander (F.M.) rappresenta un momento formativo molto importante. In una parola, una frase, un concetto, Walter Carrington ha spesso voluto trovare uno spunto per una riflessione o un approfondimento. Da tanti anni queste letture vengono registrate dagli allievi del corso, ed alcune di esse sono state trascritte e pubblicate dalla Mornum Time Press a cura di Jerry Sontag, nei due libri Thinking Aloud - Pensando a Voce Alta, e The Act of Living - L'Atto di Vivere. Da queste due pubblicazioni ho personalmente selezionato e tradotto le 20 lezioni raccolte in questo libro.

Nella traduzione ho cercato di preservare la spontaneità e la colloquialità delle lezioni ma soprattutto la semplicità delle parole di Walter Carrington, attraverso le quali possiamo comprendere la ricchezza del nostro lavoro e la profondità delle sue implicazioni.

Come Walter ci insegna, la Tecnica Alexander non è un qualcosa che possiamo imparare dalle pagine di un libro ed è per questo motivo che espressioni come tirarsi verso il basso, allungare la statura, la testa all'indietro e verso il basso, la posizione della scimmia, l'ah bisbigliata, e tante altre presenti in queste pagine, acquistano un chiaro significato solo attraverso l'esperienza pratica di una lezione con un insegnante qualificato.

Desidero ringraziare tutti coloro che mi hanno dato una mano nel portare avanti questo progetto ed, in particolar modo, Jerry Sontag per aver creduto in questa pubblicazione e Walter Carrington per la sua grande generosità e disponibilità.

Buona lettura.

*Ettore Arcais*
*Londra, 2004*

*1 aprile 1974*

# Desiderare, volere e le fiabe

Il modo in cui parliamo della Tecnica è molto importante. Organizza il nostro modo di pensare in una maniera precisa, per il meglio o per il peggio. Frank Pierce Jones, in uno dei suoi seminari, ci dice che gli obiettivi del nostro lavoro non sono la salute o la postura ma piuttosto la leggerezza e la libertà di movimento. Continua poi parlando della volontarietà, un argomento che molte persone hanno trovato discutibile.

Credo sia meglio evitare di parlare di volontarietà, istinto ed intelligenza. In realtà, potreste mettere insieme una lunga lista di cose delle quali sarebbe meglio, molto meglio evitare di parlare. Se volete utilizzare questo tipo di parole, dovreste farlo strettamente nel contesto della procedura pratica che vi riguarda. Personalmente, credo che le procedure pratiche siano un problema di movimento.

Possiamo parlare di movimento senza troppa confusione, anche se naturalmente, il movimento, potrebbe suggerirci l'immagine di un'Isadora Duncan che volteggia con indosso dei veli. Quindi, anche quando parliamo di movimento, dobbiamo farlo con una certa attenzione. Penso però che parlare di movimento sia giustificabile perché se affrontiamo la questione da un punto di vista meccanico, anatomico, fisiologico e biologico, parliamo proprio di movimento. E se proprio dobbiamo tener conto di ogni obiezione sensata, potremmo dire che la leggerezza e la libertà di movimento, ottenute col minimo sforzo, sono un gran bell'obiettivo – e questo è qualcosa che nessuno può contestare.

Il problema è che se focalizziamo la nostra attenzione su termini meccanici, anatomici, fisiologici e biologici, corriamo il rischio di dare al nostro lavoro l'enfasi sbagliata. Ci fa pensare alle strutture, ed anche se pensiamo a strutture in movimento, non siamo poi così interessati alle strutture in movimento quanto invece alla volontà e al desiderio dietro al movimento.

A questo punto credo sia meglio studiare le fiabe piuttosto che l'anatomia e la fisiologia. Le fiabe arrivano al problema complessivamente in maniera più convincente, poiché nelle fiabe consideriamo il volere e il desiderare e le relative conseguenze. Considerando una fiaba vi sorprenderete di come nessuno si preoccupi mai di come un desiderio verrà esaudito. Non troverete mai la fatina o la strega dire: "Ti garantisco tre desideri a patto però che siano ragionevolmente facili poiché non sono molto brava in questo tipo di cose."

Le persone pensano che i loro corpi siano disobbedienti ed inaffidabili quando si tratta di esaudire i loro desideri. Di fatto, niente potrebbe essere più lontano dalla realtà. I nostri corpi sono terribilmente confusi dalla conflittualità delle nostre richieste, a causa dei nostri desideri disordinati, confusi e contraddittori. E questo è certamente il senso di questa nostra Tecnica: se vuoi esprimere un desiderio devi fermarti a pensare, perché se vi precipitate a desiderare senza pensare, senza inibire, vi troverete in quei guai - draghi, fossati, e quant'altro – nei quali si imbattono sempre i protagonisti delle fiabe.

Allora, dopo l'inibizione, dopo la pausa, è una questione di direzione. La direzione è una parola che utilizziamo particolarmente in relazione al movimento, in altre parole, da dove o verso dove e tutto il problema della relatività. In definitiva, la direzione è un movimento. Ora, una volta riconosciuto e ammesso questo, è possibile osservare che la direzione ha degli aspetti fisici molto importanti.

Ma molto più importanti di ogni aspetto fisico sono due aspetti che potremmo definire psicologici. Uno è la consapevolezza o il riconoscimento di come sono le cose, di dove si trovano. Mentre il secondo, il più importante, è abbastanza difficile da definire. Avendo deciso la direzione verso la quale volete andare, dovete decidere che andrete verso quella direzione, che avete la voglia ed il desiderio di andare verso quella direzione, e che coprirete la distanza incuranti dei costi.

È come se, ad un crocevia, di fronte ad un cartello indicante decine e decine di migliaia di miglia per Pechino, pensaste, "Certo, non so, sarebbe certamente divertente, e immagino che se decidessi di andare questa sarebbe la strada che seguirei." Vi siete fermati, avete inibito, e ora avete pensato ed avete la direzione. Ma realizzate che ancora non siete andati da nessuna parte; ed è confortevole riflettere e considerare che perlomeno non siete andati verso tutte le possibili direzioni sbagliate. Potreste congratularvi con voi stessi di trovarvi qui e non in tutti gli altri luoghi dove invece potreste trovarvi. Ma il problema principale è che ancora non siete partiti. Ed è il partire ed il continuare ad andare il vero problema nella Tecnica Alexander, così come nella vita.

Ora, un buon sistema, in realtà l'unico vero sistema, per mettere in moto le persone è quello di farle pensare. È chiaramente molto difficile visto che alle persone non piace pensare, non sono brave a pensare, e non lo faranno se potranno evitarlo. Qual'è il modo migliore per far pensare la gente? Mi dispiace, ma non so quale sia il modo migliore. So comunque che non troverete la risposta nell'anatomia e nella fisiologia. Non la troverete nella meccanica, non la troverete nella biologia; non troverete la risposta in nessuna delle discipline che potrei citarvi. Forse non la troverete mai, ma siate pur certi che non la troverete in tutte queste cose. Anni fa F.M. espresse pubblicamente la sua opinione dicendo, "Voi credete che la Tecnica Alexander sia una cosa fisica; vi dico che è la cosa più mentale che sia mai stata scoperta." Un'affermazione notevole per un uomo che ha scritto pagine e pagine dedicate all'inseparabilità di mente e corpo.

È il volere e il desiderare, il continuare a volere e a desiderare, di modo che ci sia persistenza e continuità, lo stimolo, la forza e l'energia, tutti indirizzati verso quel canale che ci interessa. Per prima cosa dovete esplicitamente stabilire la direzione, ma se a questo non seguirà un approvvigionamento di energia, non otterrete niente. Perfino senza una chiara risposta è utile comprendere quale sia il problema.

Dobbiamo comprendere inoltre, che anche se parliamo di immobilità – ne parlavo prima contemplando le diverse possibilità al crocevia per Pechino – siamo sempre in movimento. Finché siamo in vita, siamo in movimento. Entro un certo limite, possiamo dire che veniamo trasportati. Spetta a noi decidere di non essere trasportati in direzioni verso le quali non vogliamo andare.

*21 marzo 1977*

# Da un punto di vista pratico

Questa mattina vorrei parlarvi del nostro lavoro considerandolo da un punto di vista differente. Dovremmo imparare il più possibile dall'anatomia e dalla fisiologia e da tutti gli altri aspetti scientifici del nostro lavoro. È necessario però che ognuno di noi mantenga una chiara prospettiva di quelli che sono gli obiettivi della Tecnica Alexander.

Questa mattina mi piacerebbe considerare questi argomenti con la semplicità con cui ne parlerebbero madre e figlio. Allora, ognuno di noi possiede due cose: peso ed energia. Non dobbiamo preoccuparci di non sapere cosa siano esattamente peso ed energia, poiché da un punto di vista pratico, dal punto di vista odierno, sappiamo esattamente cosa sia il peso. Il peso è pesantezza. Il peso è la realizzazione che siamo inattivi. Il peso è quel qualcosa che causa la nostra immobilità ed attaccamento al terreno. Il peso è una realtà della vita ed una realtà di esperienza comune.

A questo punto interviene l'energia. L'energia è ciò che ci permette di rendere mobile il nostro peso. Ci permette di muoverci. Ci permette di muovere il nostro peso e di portarlo in giro. Enfatizzo l'energia poiché appena iniziamo a parlare del movimento, le persone sono inclini ad iniziare a pensare ai muscoli. Iniziano a pensare a quali e a quanti muscoli lavorano e così via. Tutto ciò è molto interessante, ma potrebbe distrarci dal problema, molto semplice, che ci stiamo ponendo. Vedete, se continuiamo ad usare il termine energia e continuiamo a pensare all'energia come al mezzo attraverso il quale trasferiamo il peso da una parte all'altra del corpo, al mezzo attraverso il quale otteniamo il movimento di noi stessi, al mezzo attraverso il quale regoliamo il nostro equilibrio, velocità e direzione del movimento allora non siamo obbligati a dire che sono solo i muscoli a provocare il movimento. Non siamo obbligati a dire che sono i nervi. Possiamo evitare di dire che è energia nervosa. Esisteranno perfino altri tipi di energia. In realtà non è così importante definirla ulteriormente.

Ora, se ben ricordate, Alexander in una nota a pie' pagina nel libro The Use of the Self - L'Uso di Sé, riporta una considerazione tra le più importanti da lui trascritte. Leggermente abbreviata è questa: "Quando faccio uso di frasi come, 'ho diretto l'uso,' desidero indicare il processo concernente la proiezione dei messaggi dal cervello ai meccanismi e la conduzione dell'energia necessaria all'uso di tali meccanismi." Il processo di conduzione dell'energia: l'uso è questo. È un processo del quale non abbiamo una comprensione estremamente chiara né a livello pratico né a livello teorico, ma è un processo d'importanza fondamentale che dobbiamo comprendere meglio attraverso uno studio approfondito. L'energia nel nostro corpo è diretta in ogni momento attraverso processi dei quali siamo spesso inconsapevoli, che operano al di sotto del livello di coscienza. Perfino quando dormiamo, l'energia opera nel nostro corpo.

La direzione cosciente di energia è un problema differente. Questo è quello che ci interessa, usare voi stessi è questo: la direzione cosciente di energia. Chiaramente dirigete la vostra energia pensandoci. In quale modo dirigete la vostra energia coscientemente? Possiamo parlare di direzione cosciente di energia come di un processo energetico che si realizza attraverso un processo di pensiero finalizzato alla direzione di energia. Gran parte del nostro pensiero, come gran parte della nostra vita e del nostro movimento tende a non avere sufficiente energia. Non pensiamo energeticamente. Quando ci limitiamo a ripetere gli ordini per liberare il collo, per la testa ad andare in avanti e verso l'alto e per la schiena ad allungarsi ed espandersi, quando li ripetiamo come pappagalli, c'è una mancanza assoluta di energia diretta al meccanismo, come dalla frase di Alexander: desidero indicare il processo concernente la proiezione dei messaggi dal cervello ai meccanismi e la conduzione dell'energia necessaria all'uso di tali meccanismi.

L'energia ha bisogno di essere condotta. Quindi la direzione cosciente deve essere un pensiero energetico. Questo significa che deve esserci della continuità nella conduzione e nella direzione, deve esserci della consistenza e della fluidità. Chiaramente non è sufficiente pensarci rapidamente o dirigerla per poi pensare a qualcos'altro. Deve esserci una concentrazione di pensieri o l'energia non fluirà; l'energia non sarà condotta in maniera sufficiente ed il meccanismo non funzionerà.

Per ricapitolare, nella vita di tutti i giorni, soffriamo a causa del peso, soffriamo della nostra pesantezza, soffriamo di essere relativamente immobili. Possiamo dire che soffriamo poiché siamo delle creature costruite per il movimento. La nostra vita consiste in questo: movimento. Dobbiamo rendere il peso mobile, controllarlo e regolarlo. Otteniamo tutto questo dall'energia e attraverso l'energia. Quindi, imparare ad usare voi stessi correttamente significa imparare a regolare la direzione ed il controllo del flusso di energia.

Questi sono i termini in cui voglio porre il problema. Ora, vorrei andare al punto successivo e cioè che, appena compiuto un qualche progresso nel nostro processo di crescita i tratti di un possibile disastro iniziano subito a presentarsi. Crescendo invecchiamo e l'invecchiamento si oppone alla libertà di movimento di cui parlavamo prima. Con gli anni si compiono in noi, nel nostro intero essere, diversi cambiamenti. Non ha importanza localizzarli. Attraverso l'uso di un microscopio elettronico è possibile esaminare la crescita e lo sviluppo delle piastrine ed osservare quei cambiamenti che associamo all'invecchiamento, ma non importa, non abbiamo bisogno di arrivare a questo.

Il punto è che i cambiamenti avvengono, e ci ritroviamo fuori forma, distorti, bloccati, perdiamo mobilità e ci restringiamo. Ci contraiamo. Quando parliamo di contrazione, iniziamo a pensare alla contrazione muscolare. I muscoli lavorano per contrazione, ma io vi sto parlando di accorciamento. Vi sto parlando dell'essere bloccati. Vi sto parlando della distorsione della figura. Queste sono le cose che avvengono con il processo di invecchiamento, e sappiamo che avvengono poiché possiamo avvertirle. È un'esperienza comune. La domanda è: come possiamo porvi rimedio?

Mettere in moto l'energia è l'unico mezzo possibile per sbloccarci, e per sopraffare la distorsione e la contrazione. L'energia deve essere utilizzata per sbloccarci, per sconfiggere la distorsione e la contrazione. In mancanza di questo ci sarà una distorsione.

Naturalmente, in un'osservazione corretta, potete dire che un'energia mal diretta può esagerare tutti questi aspetti. Considerandolo e trovandoci d'accordo sull'importanza che l'energia non sia mal diretta, è comunque chiaro che l'unica difesa possibile è attraverso una corretta direzione di energia. Oltre alla nostra energia personale possiamo utilizzare dell'energia esterna. Soprattutto, possiamo approfittare del peso, della pesantezza, e della propensione delle cose a cadere e precipitare. Quindi, per distendere qualcosa che si è ristretta, raggrinzita e contratta è utile aiutarsi con del peso aggiuntivo. Se prendiamo ad esempio il lavaggio di una tenda, sappiamo che se al termine del lavaggio applicheremo del peso alla base della tenda, questo ci aiuterà ad evitare che la tenda si restringa e raggrinzisca. Sdraiati sul tavolo o nella posizione della scimmia o assumendo pose diverse, potremo aiutarci utilizzando questa preziosa fonte di energia. Questa energia è una fonte di aiuto molto preziosa, ma per avere successo avremo bisogno della nostra energia cosciente.

Naturalmente esiste una terza fonte di energia esterna, le mani di un'altra persona. Ancora una volta un aiuto estremamente prezioso. E sostanzialmente insegnare la Tecnica è proprio questo. Ci aiutiamo utilizzando la nostra energia per il beneficio dell'altra persona. Ma ancora una volta, se non dirigeremo la nostra energia come punto di partenza per l'intera operazione, sarà tutto inutile.

È la persistenza, il continuare ancora, ed ancora, ed ancora. Se realizzate che vi state restringendo, che vi state contraendo, se potete vedere che le vostre spalle anziché andare verso l'esterno si stanno incurvando e continuano ad incurvarsi, allora dovete dirigere l'energia per farle andare verso l'esterno. Dovete continuare a dirigere l'energia per farle andare verso l'esterno, e dovete continuare così con persistenza e continuità. Non va bene pensarci per mezz'ora il lunedì, il mercoledì e il venerdì. Deve essere qualcosa alla quale pensate il più possibile, tutto il tempo.

Penso di essere nel giusto dicendo che F.M., come giovane uomo, si preoccupava delle condizioni negative della sua occlusione. La sua mandibola tendeva in buona misura a rientrare, al punto che i denti inferiori rimanevano indietro rispetto a quelli superiori. Il modo in cui aveva organizzato il lavoro per questo problema consisteva nel piazzare la punta della lingua dietro i denti inferiori, per poi dirigere la lingua in avanti verso i denti, e la mandibola in avanti, conducendo l'energia in modo che la lingua e la mandibola andassero in avanti. Così fece, persistendo e ricordandosene costantemente e pensandoci ancora ed ancora. E tutto questo senza essere bloccato, senza creare della rigidità o della tensione, ma, al contrario, promuovendo un rilasciamento continuo per ottenere un movimento libero verso la direzione voluta.

Questo è quanto dobbiamo realmente cercare di fare. Questo, io credo, è il modo migliore di descrivere la Tecnica Alexander. Così facendo possiamo descriverla senza muscoli, senza nervi, senza ossa. Senza nessun tipo di anatomia o fisiologia o non diversamente da come le nostre madri ci parlerebbero nel linguaggio di tutti i giorni. Credo che questa sia la prospettiva alla quale abbiamo bisogno di far ritorno.

*agosto 1987*

# Generando l´energia per andare verso l´alto

È assolutamente necessario ricordarci che tutti gli esseri viventi, alberi e piante, e voi e me incluso, devono avere un mezzo per generare l'energia necessaria a sconfiggere tutte quelle forze ed influenze che cercano di buttarci giù. Ora, la vita è piena di influenze che ci buttano giù. Emotive, psicologiche, e, naturalmente, fisiche. Pur pensando immediatamente alla forza di gravità, tante volte le forze psicologiche sono altrettanto efficaci nell'abbatterci.

Come naturale proprietà degli esseri viventi, noi tutti generiamo un' energia da contrapporre alla forza di gravità. Sfortunatamente, interferiamo con questa energia. Interferiamo con essa in larga misura. Esistono mille modi attraverso i quali potete bloccare ed inibire il flusso naturale d'energia diretto verso l'alto. Il vostro umore ed il vostro stato mentale, così come la vostra condizione fisica, lo condizionano enormemente.

Potete affermare che stare in piedi o sedersi contro la forza diretta verso il basso richiede uno sforzo muscolare. Ed ovviamente è così. Ma, lo sforzo muscolare ad andare verso l'alto è secondo alla consapevolezza sensoriale ed all'input sensoriale. Camminare o sederci sulle due tuberosità ischiatiche richiede per prima cosa e soprattutto, un meccanismo sensoriale intelligente in grado di monitorare ciò che sta succedendo.

Cosa faranno i muscoli, in quale modo lavoreranno, in quale modo lavorerà il sistema muscolare, se non in relazione alle sensazioni ed alla percezione di quanto il meccanismo sensoriale registra? È quindi di primaria importanza il funzionamento del meccanismo sensoriale. Una delle principali caratteristiche del nostro apparato dell'equilibrio, l'apparato sensoriale dell'equilibrio, è il funzionamento del meccanismo all'interno dell'orecchio, chiamato dei canali semi-circolari.

Abbiamo tre canali semi-circolari. Uno alla base, uno ad angolo retto con la base in questo modo, ed un altro ad angolo retto in quest'altro modo. Ora, questo è parte dell'apparato essenziale attraverso il quale il sistema nervoso misura l'equilibrio. Quando l'apparato lavora in maniera realmente efficiente e corretta, l'orientamento dei canali semi-circolari è disposto in modo tale che quello alla base è orizzontale al terreno e gli altri due verticali.

Il Dott. Roberts, che è il grande esperto nella fisiologia dei meccanismi posturali, ha scoperto almeno 30 specie, considerevolmente diverse tra loro per forme e dimensioni, che, muovendosi in circolo, portano, per così dire, la testa con il canale alla base sempre in orizzontale. Quindi per 30 specie questa era la norma, ma quando ha esaminato l'uomo, ha scoperto che gli esseri umani, in larga parte, non fanno questo, ma tengono il canale semi-circolare in modo da formare un angolo rispetto all'orizzontale. Potremmo dire che tirano la propria testa all'indietro. Se tirate la testa all'indietro, il canale semi-circolare alla base non è più orizzontale con il terreno. Ciò significa che le informazioni registrate dall'apparato non sono così affidabili come dovrebbero invece essere, questo costituisce un'interferenza molto importante e cruciale con il funzionamento. Il Dott. Roberts ci dice che quando stimoliamo degli uomini, che normalmente vanno in giro tirando la testa verso il basso, ad essere più attivi ed all'erta, questi per osservare più attentamente, muoveranno la testa in avanti portando il canale in orizzontale.

Quindi quello che possiamo dire da un punto di vista scientifico è che ci sono delle forti indicazioni che Alexander fosse nel giusto dicendoci che non dobbiamo tirare la testa all'indietro, perché così facendo sconvolgiamo l'orientamento dell'apparato dell'equilibrio. Se la muscolatura non sa dov'è la direzione verso l'alto l'energia non potrà lavorare efficacemente per contrastare la pressione verso il basso. Perciò rilasciate il collo per consentire alla testa di andare in avanti, e così facendo, permetterete al meccanismo sensoriale di lavorare meglio. E quindi andrete verso l'alto.

Nel libro Man's Supreme Inheritance - L'eredità Suprema dell'Uomo, F.M. parla del movimento primario, ed il movimento primario è naturalmente la direzione verso l'alto. Mi ricordo molto bene di esserne rimasto completamente affascinato la prima volta che l'ho letto. Il movimento primario è la direzione verso l'alto. Iniziate il movimento rilasciando la presa, rilasciando i freni. Avete questo flusso di energia in azione che cerca di portarvi verso l'alto contro tutte la forze che vanno verso il basso, e ciò che succederà rilasciando il collo sarà di andare verso l'alto.

*16 maggio 1983*

# Imparando a dire no

Un mio allievo portoghese, mi raccontava questa mattina la storia di un suo amico, un uomo sulla quarantina, che provava dei dolori terribili alla schiena in seguito ad un infortunio. Questo signore dopo aver consultato un gran numero di dottori, si sottopose ai soliti trattamenti, che peggiorarono la sua situazione anziché migliorarla. Allora il mio allievo gli disse, "Senti, ti confiderò un piccolo segreto. Ciò che hai bisogno di fare, è non fare questo tipo di esercizi e pratiche. Devi trovarti un po' di spazio sul pavimento e devi sdraiartici sulla schiena, con del supporto per la testa e con le ginocchia piegate." E glielo mostrò. Dopo di che gli disse, "Questo, è quanto dovrai fare ogni giorno."

Bene, non disse altro in proposito. Circa un mese dopo, un maestro della Tecnica Alexander si trovava a Lisbona, così il mio allievo chiamò il suo amico dicendogli che un maestro si trovava in città per un breve periodo e che forse avrebbe avuto la possibilità di prendere alcune lezioni. E così fu.

Circa tre mesi dopo, incontrando il suo amico, dovette riconoscere che andava decisamente verso l'alto, insomma, lo trovò in una forma smagliante. Gli andò incontro congratulandosi per la splendida guarigione, domandandogli cosa mai aveva fatto? L'uomo guardandolo con meraviglia gli disse, "Fare? Ho fatto esattamente ciò che mi hai suggerito di fare. Da quel giorno mi sono sdraiato per terra regolarmente per un'ora la mattina e per un'ora il pomeriggio." E questo è quanto aveva fatto. Penso che prese in tutto solo tre lezioni di Tecnica Alexander. Ma si sdraiò per terra regolarmente per un'ora la mattina e per un'ora il pomeriggio.

Le persone trovano terribilmente difficile credere che il semplice sdraiarsi per terra a quel modo, e senza fare niente, porterà a questi cambiamenti. Ma è quanto accadrà se riuscirete a persuadere le persone a farlo. Se riuscirete a portarli alla posizione semi-supina con la corretta predisposizione, null'altro è richiesto, poiché sarà il tempo a prendersi cura dei cambiamenti.

L'aspetto da sottolineare è che, concedendo del tempo, l'allievo imparerà a negare il consenso, e questo sdraiandosi per conto suo, durante le lezioni o nella vita di tutti i giorni. In altre parole, concesso del tempo, l'allievo imparerà a dire no. È decisamente un problema di tempo. È il problema del tempo che deve essere concesso dall'insegnante e del tempo che l'allievo deve prendersi. Non è altro che una questione di tempo.

Quando chiedete all'allievo di sedersi, dovete lasciar passare del tempo prima di dire o fare qualcosa di più. Appena chiedete all'allievo di sedersi mettete in moto la risposta istintiva a questo stimolo; l'allievo ha bisogno di un momento per comprendere quanto sta accadendo ed interrompere questo processo; un momento per pensare ed interrompere. Ed è solamente quando l'allievo si è ricordato, ci ha pensato, ed ha interrotto e detto chiaramente no, che ci si può muovere alla fase successiva.

L'allievo a questo punto è in grado di dare consenso a quei nuovi messaggi, così chiamati da Alexander, necessari per il cambiamento della maniera d'uso presente al momento in cui si muove. I nuovi messaggi ai quali l'allievo sta dando consenso sono i messaggi per rilasciare il collo, per rilasciare l'intero meccanismo, in modo che la testa possa andare in avanti e verso l'alto, e la schiena possa allungarsi ed espandersi, ed ancora quel rilasciare particolare per permettere alle ginocchia di andare in avanti allontanandosi l'una dall'altra. Il movimento avviene come risultato del rilasciamento. I nuovi messaggi ai quali viene dato consenso, sono quei messaggi necessari a portare avanti il cambiamento.

Se l'allievo, al quale viene chiesto di dire no, non dice no e non intende no e si ferma, allora tutto ciò che segue diventa una delicata, o forse non così delicata, maniera di fare. Ti viene chiesto di sedere nella sedia e saltando il no pensate, "Ecco, ora verrò portato nella sedia o mi dovrò sedere, quindi ciò che devo fare è

*Imparando a dire no* § 21

dirigere la mia testa in avanti e verso l'alto o dirigere le mie ginocchia a muoversi." Quando dirigete queste cose senza esservi prima fermati, in realtà state facendo le direzioni.

Non è difficile portare la vostra testa in avanti e verso l'alto; semplicemente non vi sarà di alcun aiuto. Potete portare le vostre ginocchia in avanti allontanandole l'una dall'altra, potete fare ogni tipo di cosa con voi stessi. Sul fare non ci sono dubbi. Potete farlo bene, ma non è ciò che vogliamo. Non vogliamo che questo tipo di attività sia portata avanti dal processo di fare. L'unico modo in cui otterrete il processo di rilasciamento sarà fermandovi. Il problema è che le persone possono prendere centinaia di lezioni e nonostante ciò continuare a non prendersi il tempo necessario al rilasciamento.

Sembra facile dire, "Tutto ciò che devi fare è dire no." Ma per molte persone, dire no, è un qualcosa che va oltre le loro possibilità. Le persone si lasciano andare ad uno stato di ansietà, nervosismo e preoccupazione. Quando sono in quello stato, dire no è realmente al di là delle loro possibilità. Quindi come insegnante devi stare attento a ciò che chiedi, a come lo chiedi e al grado di insistenza. Dovete essere capaci di accettare il fatto che gli avete chiesto di dire no e non hanno detto no. E gli avete chiesto di consentire alla testa di andare in avanti e verso l'alto, ed anziché dare consenso al rilasciamento, in realtà l'hanno fatto. Dovete confrontarvi con tutto ciò, e finché non li avrete portati ad una condizione di tranquillità, dove dire no è una possibilità pratica, non otterrete alcun risultato.

Nonostante ciò è molto importante che voi, come insegnanti, abbiate chiaro cosa sta succedendo, cosa dovrebbe succedere, e cosa state cercando di ottenere. State cercando di portare l'allievo a dire no, per poter interrompere la risposta istintiva allo stimolo, e dare quindi consenso al nuovo messaggio.

Una delle cose che spesso, rende più deciso il dire no, è l'esprimere le direzioni in parole. Mi pare che dirsi, "la testa ad andare in avanti e verso l'alto," e così via, sia uno stimolo molto efficace. Quando parlo con me stesso, in genere mi dico di fare qualcosa. E quando mi chiedo di dare consenso a fare qualcosa, non lo faccio con troppa sottigliezza. Non dico, per esempio, "Andiamo vecchio mio, lascia che succeda." Piuttosto dico, "Ehi tu svegliati!"

F.M. parlando di queste cose, diceva, "Parlaci delicatamente." E delicatamente significa non urlare, non innervosirti, ma parlaci per davvero. Il problema è ottenere questa predisposizione mentale, l'attitudine psicofisica. Senza questa attitudine è impossibile dire no. E senza dire no vi troverete a fare i conti con una realtà nella quale non avendo detto no tutto ciò che seguirà sarà fare, e non sarà il lavoro dei riflessi. Ciò che seguirà sarete voi a farlo.

Senza dire no sono le abitudini dell'allievo ad intervenire. È più di questo, è l'insieme delle risposte dei loro riflessi, del loro sforzo cosciente, dei loro pensieri, e delle loro sensazioni e idee, le cose in cui credono, e tutto ciò che stimola quel tipo di attività volontaria. È un misto del volontario e dell'involontario. È una miscela interamente nevrotica composta dal dire, "Non voglio assolutamente farlo." E dal dire, "Dai fallo," e l'altra ancora, "Non voglio," e l'altra allora, "Devi!" e tutto quel groviglio di confusione in atto. Il nostro lavoro consiste nel provare a risolvere quel groviglio.

L'unico modo per risolverlo è imparando a dire no. Quando avete interrotto il fare allora è possibile procedere dando consenso al nuovo messaggio.

*30 marzo 1983*

# Allungando la statura

Nel libro The Use of The Self - L'Uso di Sé, Alexander, definisce allungamento della statura quel qualcosa che cercava di realizzare. E allungamento della statura significa l'allungamento di tutto il corpo, dalla pianta dei piedi fino alla cima della testa.

Alexander è stato molto chiaro su ciò che voleva per se stesso. Si è guardato allo specchio ed ha visto che quando usava la voce e recitava, si accorciava. Aveva realizzato che aveva bisogno di allungarsi, e chiamava ciò allungamento della statura, poiché non era interessato solamente alla spina dorsale o alla schiena. Così come non era interessato solamente a quanto avveniva sul davanti – anche se avrebbe potuto esserlo, visto che era ben consapevole che era nella laringe che accusava tutto quello stress che poi l'ha portato a perdere la voce. Avrebbe potuto concentrare la sua attenzione solo su alcuni punti, ma non lo fece. Deliberatamente, scelse l'espressione allungamento della statura poiché la parola statura è sufficientemente vaga e sufficientemente onnicomprensiva da non mettere in rilievo alcun aspetto. In particolare per il nostro modo di pensare, credo che questa sia una cosa estremamente importante da ricordare. Stiamo rimanendo molto vaghi ed imprecisi, se volete, per la buona, buonissima ragione che vogliamo coprire ogni aspetto senza escludere niente.

Quindi, l'allungamento della statura significa l'allungamento di tutto l'insieme. Quando Alexander diceva di volere l'allungamento della statura, esprimeva solamente un'idea. Avendo deciso che questo era quello che voleva che succedesse, doveva quindi trovare un modo per realizzarlo. E finché la cosa non è successa o finché non ha cominciato a succedere, l'allungamento della statura non era nient'altro che un'idea. Quindi, non ha saputo esattamente cos'era l'allungamento della statura finché non l'ha realizzato. Con l'aiuto dell'immaginazione è estremamente facile formulare un'ipotesi ed immaginare qualcosa, ingannandoci e convincendoci di sapere tutto di quella cosa; quando invece è impossibile sapere tutto di essa finché non l'abbiamo realizzata, non l'abbiamo ottenuta ed è realmente avvenuta e finché non l'abbiamo provata.

Osservando con attenzione un allievo, o magari un vostro collega insegnante, potreste osservare che l'allievo o il collega sta tirando la testa all'indietro, o che si sta tirando verso il basso, o che sta incurvando le spalle. In un'analisi superficiale queste osservazioni e critiche potrebbero essere perfettamente valide. Se state osservando un vostro allievo e state pensando di che tipo di aiuto avrebbe bisogno e a come potreste aiutarlo, allora potreste formulare un'ipotesi e dire, "Si, certo, è chiaro che è decisamente tirato verso il basso, la schiena è troppo tirata all'indietro e la vogliamo più dritta," e così via. Potete farvi una prima idea, ma subito dopo dovete considerare qual'è il passo successivo da compiere da un punto di vista pratico, per voi, e per il vostro allievo al fine di incoraggiare l'allungamento della statura che si prenderà cura di questi problemi specifici.

Quando pensiamo all'allungamento della statura, è importante ricordare che il meccanismo posturale è parte dell'apparato dei riflessi tanto quanto il battito del cuore, la circolazione o qualsiasi altra cosa. Ora, non vi aspettate di fare qualcosa con le vostre mani che, per fare un esempio, possa influenzare il battito del cuore del vostro allievo, anche se probabilmente, in maniera indiretta lo influenzerete. Non sarebbe intelligente dire, "Metterò le mani su di lui e altererò il suo battito cardiaco e le sue pulsazioni," o ancora, "Metterò le mani su di lui e porterò la sua testa in avanti. Lo porterò verso l'alto."

Parliamo di questo processo dei riflessi come se fosse un risultato del nostro fare, come se potessimo farlo. Non solo è fuorviante, ma pensarci in questi termini è anche abbastanza pericoloso. È una concezione sbagliata di tutto il processo ed in particolare del ruolo dell'insegnante. Poiché la realtà dei fatti è che se in voi o in me, il meccanismo è libero da interferenze, allora come il battito cardiaco batterà liberamente, come il respiro o la respirazione fluirà senza impedimenti, come la digestione funzionerà correttamente, così il meccanismo posturale funzionerà correttamente, ed il corpo sarà in equilibrio, libero e, naturalmente, allungato in statura. Deve allungarsi in statura perché, come abbiamo detto ripetutamente, è un qualcosa di assolutamente fondamentale.

La cosa fondamentale è andare verso l'alto, ed andare verso l'alto fa parte di noi. Come insegnanti non lo fate più di quanto non lo faccia il vostro allievo. Tutti e due lo incoraggiate perché avvenga, lo stimolate perché avvenga e lo incoraggiate perché avvenga. Ma l'incoraggiamento principale è il desiderio e la volontà. Ma ancor di più del desiderio e della volontà, assicuratevi di prevenire le conseguenze negative di un uso scorretto. È come dirigere un corso d'acqua attraverso il vostro giardino. Volete che scorra in un certo modo e l'impresa è assicurarsi che non scorra nel modo in cui non volete che scorra. Gli impedite di scorrere quà e là, lo state incanalando di modo che scorra nella direzione in cui volete che scorra, ma in definitiva lo scorrere è qualcosa che fa l'acqua e ciò che avete organizzato, non voi. Il vostro compito è di dirigerlo e di controllarlo, di cercare di dirigerlo e di controllarlo. Così come le mani dell'insegnante sono lì essenzialmente per scoraggiare l'irrigidimento, la tensione, il tirare verso il basso, il contorcimento e l'attorcigliamento. Quando avete le mani su qualcuno libere da interferenze, sarà difficile per loro tirarsi verso il basso, contorcersi e attorcigliarsi senza incontrare la restrizione, e l'opposizione delle vostre mani.

Non cadete nella trappola comune a molti maestri della Tecnica Alexander, non guardate una schiena incurvata dicendo, "Bene, la cambierò perché non dovrebbe essere così," perché date le circostanze non potete sapere. Non sapete quali sono le cause e non sapete come stanno realmente le cose. Più che guardare la figura completa e verificare se l'allungamento della statura sta avvenendo o non sta avvenendo, non potete fare. Se l'allungamento della statura sta avvenendo, allora, non dovete preoccuparvi più di tanto dell'incurvatura della schiena perché se complessivamente l'allungamento sta avvenendo, vi state muovendo nella direzione giusta, e questa è, complessivamente, la cosa più importante.

*31 maggio 1989*

# Il funzionamento generale

Come mi è capitato di dirvi in più di un'occasione, è molto importante ricordarci che nella scienza, nella visione complessiva delle cose, non esiste alcun concetto di funzionamento generale. Come insegnanti della Tecnica Alexander abbiamo un concetto di funzionamento generale, essendo ben consapevoli di come il modo di usare noi stessi condiziona il nostro funzionamento generale. Tirandovi verso il basso, condizionerete inevitabilmente la respirazione, la circolazione, la digestione e tutto il resto.

Può capitare che vi tiriate verso il basso danneggiando la circolazione piuttosto della respirazione; o che vi tiriate verso il basso danneggiando terribilmente la respirazione senza però danneggiare la digestione. Potete pensare a mille possibilità, la realtà è che tirandovi verso il basso condizionerete negativamente il funzionamento generale. D'altro canto però, se riuscirete ad attivare qualche direzione, indirizzandovi, anche solo un poco, verso l'alto, migliorerete il vostro funzionamento generale. Anche in questo caso vale lo stesso principio; sapete che andare verso l'alto avrà un effetto benefico su di voi, non sapete però come ne beneficerete. La vostra percezione del problema potrebbe essere una digestione o una circolazione alterata. Iniziate ad andare verso l'alto e tutto migliora fuorché la vostra digestione o circolazione, o quel qualcosa verso il quale indirizzavate la vostra attenzione.

Il dolore è un esempio valido per capire questo principio. Vi capiterà senz'altro che alcune persone vengano a lezione da voi a causa di un fastidioso dolore. Dopo un certo numero di lezioni il loro funzionamento generale è migliorato enormemente ed i loro amici sono in grado di notare la differenza nei loro movimenti, dicendo cose come, "Mi sembri così diverso, che cosa hai fatto?" Eppure, il dolore persiste. Come vedete, non è possibile avere la certezza che il miglioramento dello standard del funzionamento generale produrrà quel risultato specifico che state cercando. In egual misura, non avete la certezza che il peggioramento dello standard del funzionamento generale produrrà quell'effetto dannoso che vi potreste aspettare. Le persone con un uso scorretto riescono spesso a farla franca. Dovete ricordarvi però che la vita è sleale e non sempre c'è giustizia. Questo è quanto dovete tenere bene a mente. Parlando del modo di usare noi stessi, tendiamo a cadere nella trappola abituale della separazione. Ci ritroviamo a pensare in termini fisici, pensando ai nostri tessuti, ai muscoli, alle ossa e quant'altro, magari pensando perfino ai nervi. Escludiamo invece i pensieri ed i sentimenti, i desideri e le emozioni e tutto l'aspetto mentale del problema. Il modo di usare noi stessi è un concetto olistico, che include non solo i pensieri, le emozioni ed i sentimenti, ma anche, i nostri desideri ed il nostro volere. E questa è una considerazione della massima importanza. Alla fine tutto ci riconduce a ciò che vogliamo, e a scoprire ciò che vogliamo.

Quando vogliamo qualcosa il nostro corpo si organizza per realizzare i nostri desideri. Naturalmente, confrontandoci con una realtà nella quale l'uso scorretto è palese, siamo d'accordo nel dire che l'uso scorretto non è un qualcosa che uno vuole per sé. Nessuno vuole usare sé stesso in maniera scorretta. Ma le persone possono essere così confuse e disordinate con ciò che vogliono, che questi messaggi e segnali confusi attivano la muscolatura in una maniera tale per cui l'uso errato è un risultato inevitabile.

Quindi se siete in grado di inibire in modo da identificare quello che non volete che si realizzi, assicurandovi che non si realizzi, potete cambiare il vostro uso in maniera tale che il funzionamento generale migliorerà. Ma per poter ottenere ciò dobbiamo far ritorno alla questione del volere.

*20 marzo 1989*

# Il desiderio primario

Nel nostro lavoro utilizziamo l'espressione controllo primario. Il libro The Universal Constant in Living - La Costante Universale nel Vivere, è sicuramente quello nel quale Alexander utilizza maggiormente l'espressione "controllo primario." Non la troverete invece nel suo primo libro Man's Supreme Inheritance - L'Eredità Suprema dell'Uomo, o nel suo secondo libro Constructive Conscious Control of the Individual - Il Controllo Cosciente e Costruttivo dell'Individuo. E non perché Alexander non fosse ancora divenuto consapevole del controllo primario o non l'avesse ancora scoperto. Attraverso gli anni della sua esperienza personale, e poi nel lavoro e nell'insegnamento, non aveva ancora trovato delle parole in grado di descrivere nel modo più utile un'esperienza così importante, ed il suo concetto. E dal suo punto di vista, e credo potremmo dire dal nostro, l'espressione controllo primario è molto pratica. È un ottima etichetta, molto semplice, che potete applicare ed utilizzare al meglio. Può invece rivelarsi inutile o equivoca per coloro che, non avendola sperimentata, non possono comprenderla.

In base alla nostra esperienza possiamo dire che il nostro equilibrio dipende dalla testa e dal collo, dal lavoro svolto dall'apparato neuromuscolare, che, sostanzialmente, ci permette di andare in giro senza cadere. Indubbiamente, è la relazione fra la testa, il collo e la schiena ad essere la struttura centrale, la struttura primaria se volete, attraverso la quale l'intero apparato funziona in modo tale da non farvi accasciare, cadere e sprofondare.

Certamente è un qualcosa di estremamente complesso, ma di due cose siamo abbastanza sicuri. La prima è che la conseguenza di tutte le attività è un movimento verso l'alto. Se il corpo non generasse un movimento verso l'alto, non sarebbe in grado di contrapporsi alla forza di gravità. La testa si muove continuamente verso l'alto. L'effetto complessivo è che il movimento verso l'alto è generato non solo per la testa, ma coinvolge tutto il corpo.

Nella scienza e nella fisiologia, si parla di reazioni di supporto. I fisiologi, quando descrivono questi meccanismi di supporto parlano di rigidità, ritenendo che sia solamente la contrazione di alcuni muscoli — per esempio nel bloccare le articolazioni delle ginocchia, delle caviglie o delle spalle — ad impedire che le articolazioni sprofondino. Queste risposte sono chiamate reazioni di supporto. Quando però andate ad esaminare la questione da un punto di vista neurologico, considerando non solo la semplice azione muscolare, vi rendete conto che sta avvenendo qualcosa che presuppone una grande mobilità. La reazione di supporto è un processo estremamente positivo che genera movimento, creando un flusso di energia che si contrappone alle forze che si muovono verso il basso. Avete quindi una direzione verso l'alto.

Potete dire che la direzione primaria è verso l'alto. È primaria poiché è indubbiamente la prima da considerare. E se non ci fosse una direzione verso l'alto sareste nei guai. Leggendo con grande attenzione il libro Man's Supreme Inheritance, scoprirete che Alexander utilizza l'espressione "movimento primario." Alexander non si preoccupava dell'anatomia o della fisiologia del movimento primario, si preoccupava invece della sua realtà pratica. Se il movimento primario non stava avvenendo, significava che stava interferendo con la respirazione, con la produzione della voce e che tante altre cose non funzionavano come avrebbero dovuto.

Per permettere quindi che avvenga un movimento verso l'alto è necessaria un'interazione della muscolatura del corpo. In altre parole, tutti i vari muscoli devono lavorare congiuntamente per produrre questo risultato finale. Il modo nel quale lavorano, e nel quale la loro interazione è organizzata, è estremamente complicato. È facile capire però che se alcuni muscoli sono troppo tesi, ed altri invece troppo rilasciati, se l'intera struttura non è regolata e coordinata, non sarete in grado di ottenere il movimento primario. Possiamo quindi dire che il movimento primario dipende dalla

*Il desiderio primario* § 37

regolazione del tono muscolare. Se non avete questa regolazione allora non avete il movimento. Possiamo affermare con certezza che abbiamo un regolatore ed è primario – primario nel senso che è la prima cosa che deve avvenire per poter ottenere il movimento. Dopo però dipende da voi.

Sono i vostri muscoli. Siete voi che dovete muovervi verso l'alto. La scelta è quindi vostra. Deve essere un vostro desiderio. È certo che se non lo volete, in particolar modo se provate un desiderio opposto, se realmente volete irrigidirvi, se avete una buona dose di desideri distruttivi, allora niente ostacolerà la realizzazione dei vostri desideri. Eccoci ritornati ad un desiderio primario. È un desiderio primario a permettere che l'energia sia generata per produrre un movimento primario verso l'alto. Esercitate il controllo sull'intero apparato attraverso il vostro volere e desiderare. Esercitate primariamente un controllo, o un controllo primario, su una serie di condizioni primarie che produrranno un risultato primario.

Vedete bene che sto solo accennando al problema. Potreste elaborarlo oltre, ed esaminandone i dettagli si renderebbe necessaria un'ulteriore elaborazione. Ma per poter lavorare con cose elaborate e complesse abbiamo bisogno di etichette semplici, e questo è lo scopo dell'etichetta controllo primario. Se però non siete in grado di cogliere le implicazioni pratiche del termine, allora il controllo primario non significa niente o, ancora peggio, può essere interpretato come una curiosa scatola di stratagemmi, una sorta di scatola nera dall'esistenza esclusivamente mitologica. Può essere presa ed utilizzata come una specie di congegno che potete utilizzare in qualche modo, facendone qualcosa come se fosse una parte separata da voi stessi. Sfortunatamente, questo è quel qualcosa che molte persone hanno cercato per tanto tempo.

Quindi, eccolo qui. Utilizziamo pure l'espressione controllo primario. Tenete bene a mente però, che la parte primaria di questo controllo sono i vostri desideri e le vostre intenzioni. Il resto viene da sé.

*12 novembre 1982*

# Lo stimolo della costante

Alexander si preoccupava del fatto che le persone non comprendessero cosa intendeva col concetto dell'organismo inteso come un insieme. Non si preoccupava solamente di quelle persone che avevano preso poche lezioni, ma anche di quelle che, a quei tempi, si trovavano all'interno di un corso di formazione per insegnanti, e perfino di quelle che si accingevano a scrivere sulla Tecnica. Credo che in larga misura questo malinteso sia ancora presente.

E dicendo ciò mi riferisco al fatto che le persone abbiano o meno afferrato il concetto dell'organismo inteso come un insieme. Lavorando al meglio delle nostre possibilità, così come facciamo alla scuola, abbiamo l'esperienza dell'organismo come un insieme in azione. L'esperienza che proviamo è quella dell'organismo come un insieme. È un'esperienza di integrazione, non di separazione. Non è detto però che provare l'esperienza significhi necessariamente comprenderla con chiarezza.

Leggendo ciò che Alexander ha scritto a proposito della Tecnica, è estremamente facile parlare del corpo e della mente come se fossero parti separate. Anche durante l'insegnamento dovete fare molta attenzione, poiché separando potete portare l'allievo decisamente fuori strada, sprecando del tempo ed energie. Le persone hanno bisogno di essere aiutate a capire che questo non è un lavoro per il corpo per così dire nello stile del centro Esalen in California. Invece, come Alexander ha descritto nel suo libro The Universal Constant in Living - La Costante Universale nel Vivere, questo lavoro si occupa delle reazioni nella vita. Nella nostra vita ci sono un numero infinito di situazioni che richiedono una risposta, un fare qualcosa, e ciò che ci interessa è il modo in cui rispondiamo. Questo è ciò che Alexander intende per reazioni nella vita. Nel libro The Universal Constant in Living Alexander ci dice, "Non è stato ancora compreso che il modo in cui usiamo noi stessi è un'influenza costante sul funzionamento generale dell'organismo in ogni reazione e durante ogni momento della vita, e che questa influenza può essere nociva o benefica."

Ora, questa è una affermazione che poche persone comprendono pienamente. Se credete nel concetto dell'organismo inteso come un insieme, se capite il concetto dell'organismo inteso come un insieme, allora il funzionamento generale si riferisce esattamente a ciò che esso esprime: a tutti i processi della vita. Si riferisce al vostro pensare, a ciò che provate, alla vostra digestione ed alla crescita delle unghie dei vostri piedi. Il funzionamento generale copre ogni aspetto del vivere. Se interferiamo con il nostro funzionamento generale, allora avremo in un'unghia incarnita un aspetto dell'interferenza sul funzionamento generale. Quindi per comprendere appieno il concetto di funzionamento generale avete bisogno di ampliare le vostre vedute. Alexander ci dice che il modo in cui usiamo noi stessi condiziona il nostro funzionamento generale. In realtà, ci dice molto di più. L'uso è l'esercizio di una scelta cosciente. La consapevolezza conscia è l'essenza della nostra individualità, poiché parlando di uso in questo senso parliamo di scelte e decisioni. Scegliete di fare o non fare alla luce di quello che conoscete, capite, provate e pensate. Se le vostre reazioni fossero semplicemente delle reazioni meccaniche a degli stimoli non esisterebbe il problema dell'uso. Non possiamo parlare di una macchina che usa sé stessa. Una macchina funziona e basta. Invece, possiamo dire con convinzione che abbiamo la possibilità di scegliere. Abbiamo la possibilità di prendere decisioni e quindi di usare noi stessi. Potenzialmente, siamo capaci di esercitare il controllo e la scelta su tutti gli aspetti della nostra esistenza. In realtà, ovviamente, molti di noi sono in larga misura, decisamente in larga misura, degli automi. Non esercitiamo la scelta, e non esercitando una scelta che avremmo invece la possibilità di esercitare, diciamo, "D'accordo, il nostro uso è decisamente sbagliato." Poiché naturalmente è un male non esercitare una scelta quando se ne ha la possi-

*Lo stimolo della costante* § 43

bilità. Quindi l'uso sbagliato è il mancato esercizio del controllo e della scelta, avendo invece la possibilità di farlo. Questo è il problema. In questo momento, non stiamo discutendo se le scelte siano o meno soddisfacenti, ma semplicemente se le scelte siano state compiute, ed è un male non compierle. Questo è il punto.

Successivamente, Alexander, va avanti dicendoci che è un'influenza costante. Ed è proprio questo punto della costanza ad essere tremendamente importante, e non a caso il libro si chiama The Universal Constant in Living - La Costante Universale nel Vivere, ed è il concetto della costante in relazione al nostro lavoro quel qualcosa che, ancora una volta, molte persone non comprendono. Non hanno afferrato veramente dove Alexander si trovasse col suo pensiero e la sua esperienza. Alla luce di quello che attualmente pensiamo di conoscere e capire, non dovrebbe costituire un problema fermarci a riflettere per un momento su questo punto.

Ora, come vi ho già detto in altre occasioni, la forza di gravità è quel qualcosa con cui tutte le creature devono necessariamente avere a che fare. La forza di gravità è costantemente presente nell'ambiente in cui viviamo. È l'unica cosa a non variare, visto che l'aria e il cibo insieme a qualsiasi altra cosa variano. La forza di gravità non varia. Ora, se questa costante è presente, allora tutti gli esseri viventi possono vivere solo a patto di prenderla in considerazione. Il primo requisito per ogni essere vivente è di venire a patti con questa costante nella loro vita. Come ben sappiamo il grado di adattamento ad essa, nel bene o nel male varia parecchio.

Stiamo facendo i conti con un obiettivo costante. Mi sembra abbastanza chiaro che il modo in cui veniamo a patti con una costante è attraverso un'altra costante. Se siete incostanti nella vostra relazione con la costante, mi sembra evidente che andrete incontro a dei problemi. Il nostro obiettivo è la costanza, poiché la nostra reazione alla forza di gravità, così come ogni attività nella nostra vita, deve avere un aspetto costante.

Tutto questo può sembrarvi decisamente filosofico e lontano dalla realtà pratica, ma nel nostro lavoro e sicuramente nella vita di tutti i giorni è tutt'altro che lontano dalla realtà. Semplicemente, dovete assicurarvi di non interferire con l'equilibrio della vostra testa irrigidendo il collo; dovete preservare l'armonia e l'equilibrio fisico preservando l'armonia e l'equilibrio mentale ed emotivo, poiché altrimenti non sarete in grado di preservare l'armonia e l'equilibrio fisico. L'armonia e l'equilibrio, sia che li chiamiate mentali, emotivi, fisici o in qualsiasi modo vogliate chiamarli. Dovete riconoscere che non esiste una via d'uscita, non esiste un'alternativa. Non è possibile praticare la Tecnica Alexander alle 11:30 del mattino conducendo una vita normale per il resto della giornata. Non potete dare questo tipo di trattamento Alexander alle persone o a voi stessi. Dovete riconoscere che è un qualcosa che ha bisogno di stare al primo posto nei vostri pensieri e nelle vostre preoccupazioni. Se lo trovate noioso e limitante, è sicuramente per colpa vostra poiché non vi sarete presi la briga di considerarla in termini di crescita, espansione e sviluppo. Così facendo vi accorgerete che rende la vita molto più facile e non più difficile, la rende decisamente più piacevole anziché spiacevole. E vi dico questo perché può farlo.

Non nego che sia un cammino difficile. È una lotta estremamente dura. E lo è sotto qualunque aspetto. Questo per via del continuo stimolo della costante. E per via del continuo stimolo della costante esiste l'esigenza incessante di una risposta costante. Si tratta di uno stimolo continuo ed una risposta continua. Non potrei descrivervelo meglio di così.

*5 gennaio 1993*

# Alleggerendo la pressione

Nel nostro lavoro vogliamo andare verso l'alto per poter liberare le articolazioni dalla pressione. Muovendoci nella posizione della scimmia, o sedendoci su una sedia, lasciamo andare le ginocchia in modo tale da liberare le articolazioni dalla pressione, dando loro la possibilità di lavorare liberamente. Se vi fermate per un momento a chiedervi, "Com'è possibile? Data la mia conoscenza di anatomia e fisiologia, com'è possibile che possa realmente liberare le ginocchia dalla pressione, quando so fin troppo bene che il peso del mio corpo passa attraverso le ginocchia scaricandosi a terra attraverso i piedi?" Pensare a tutto questo potrebbe confondervi parecchio.

Solo per un attimo invece, invertite il problema e pensate, "Se mi appesantisco, se mi tiro verso il basso, se mi irrigidisco, è perfettamente chiaro che le ginocchia non si flettono liberamente." Il peso è sempre lo stesso, ovviamente non cambia. Questa esperienza illuminante è un qualcosa che potete provare su voi stessi. Rendendovi pesanti e tirandovi verso il basso, vi accorgerete facilmente che le vostre ginocchia non si muovono liberamente. A questo punto invece di fermarvi a chiedervi "Come mai è così?", evitate di farlo, riconoscendo che è scorretto e dannoso.

Da un punto di vista pratico vorrei sottolineare quanto sia importante riconoscere che non dobbiamo tirarci verso il basso. Se ci irrigidiamo e contraiamo sedendoci o portandoci nella posizione della scimmia, creiamo pressione sulle articolazioni. Così facendo compromettiamo il tutto. Riconoscerlo, è molto importante, ci aiuta a fare del nostro meglio per evitare che succeda. Visto che è qualcosa che non sappiamo e che non apprenderemo in poco tempo, non ci sarà utile fermarci a speculare sul meccanismo dicendo, "Mi domando come sia possibile essere più leggeri e liberi? Come sia possibile alleggerire le articolazioni dalla pressione?" Certamente essere vigili ed attenti non ci aiuterà a non irrigidirci e contrarci e tirarci verso il basso, impresa certamente di primaria importanza. In realtà, proprio nel momento in cui vi fermate a considerare tutti questi problemi e difficoltà è probabile che vi stiate tirando verso il basso. Quando le persone riflettono con questa predisposizione tendono ad andare verso il basso piuttosto che verso l'alto.

Lasciandoci la teoria alle spalle, passiamo invece ad una considerazione pratica. Eccovi sdraiati sul tavolo con le ginocchia flesse, state dirigendo le vostre ginocchia verso il soffitto, poiché volete, per quanto vi è possibile, incoraggiare l'allungamento dei muscoli delle gambe. In particolare, volete assicurarvi che i muscoli delle gambe non siano accorciati e contratti. Ora, se da questa posizione solleverete il piede senza pensare e dirigere, indubbiamente vi ritroverete ad utilizzare i muscoli irrigidendoli ed accorciandoli notevolmente, ed il movimento sarà relativamente rigido. Se invece inizierete con la giusta direzione assicurandovi l'allungamento, vi accorgerete che sollevare il piede avverrà come parte dell'attività complessiva, ed il tutto funzionerà con leggerezza e libertà. Questo è qualcosa che dovete apprendere con l'esperienza pratica. Provatelo pure. È un qualcosa che tutti possono sperimentare e vedere se funziona con ognuno di loro. Non è un problema teorico. È una questione pratica. È un qualcosa da provare.

Quindi ancora una volta eccovi sdraiati sul tavolo con le ginocchia piegate sul punto di muovere un piede. Ora, se non vi fermate immediatamente e dite no, avrete organizzato la preparazione per l'azione di sollevare il piede nella maniera abituale. Ciò che dovete fare è lasciare il piede dov'è, senza provare di muoverlo, senza pensare di muoverlo. Dovete prestare attenzione alla gamba, alla coscia e al ginocchio, e dovete pensare al ginocchio che va verso il soffitto. È come se, sdraiati come siete sul tavolo, alla domanda, "Dov'è il soffitto?", rispondeste con le vostre ginocchia, "È lì sopra." Questa è la direzione che date con le ginocchia per permettere al piede di lavorare liberamente. È di importanza cruciale che il piede possa lavorare in maniera appropriata. Il piede è ricco di muscoli, ed oltre a sostenere tutto il peso del corpo, deve sopportare tutto lo stress e la pressione generati dall'impatto col suolo nel camminare. Le persone irrigidiscono e contraggono i piedi in maniera tale da giungere ai due estremi. Avete l'arco del piede poco pronunciato ed i piedi piatti, oppure quelli con un arco esageratamente pronunciato e contratto. Queste due condizioni sono estremamente disastrose. Dovete pensare al piede come ad un treppiede. Il tallone, il margine esterno dietro al mignolo, e la testa del metatarso alla base dell'alluce, sono i tre punti fondamentali per l'appoggio del piede e quei punti fondamentali attraverso i quali il piede, sostiene il peso della nostra struttura. È necessario che il piede sia estremamente mobile e libero da costrizioni che ne limiterebbero il movimento, tutti i muscoli coinvolti dovrebbero essere in ordine ed in una condizione di allungamento. Le articolazioni non vengono schiacciate e compresse ma piuttosto mantenute in uno stato da rendere possibile, ancora una volta, la massima libertà. Cosa succede allora, quando il piede è così libero? I piedi favoriranno e daranno supporto al vostro allungamento verso l'alto diretto dalla testa che va verso il soffitto. Allungandovi in questo modo il piede verrà raccolto un poco verso l'alto. Non direste contratto. Non è contratto nel senso negativo del termine, ma raccolto verso l'alto per permettervi di stare in piedi con leggerezza ed efficienza. Più andrete verso l'alto con leggerezza e migliore sarà il contatto dei piedi con il pavimento. Un'ultima cosa che vorrei aggiungere è che, per un motivo molto semplice, esiste una relazione molto stretta tra ciò che succede con i vostri piedi, e la vostra respirazione, l'uso della voce e così via. L'unico modo per usare la vostra voce e cantare è andare verso l'alto. E per soddisfare l'esigenza di un suono più grande, e di una sonorità più ampia, dovrete andare ancora di più verso l'alto. È certamente andare verso l'alto significa andare verso l'alto. Comprende l'intero vostro essere, comprende i piedi, comprende le gambe, comprende tutto il vostro insieme.

*8 Marzo 1990*

# Al di là di ogni conoscenza

Questa mattina vorrei fermarmi a riflettere sui seminari di anatomia e fisiologia di quest'ultimi mesi, sul sistema nervoso, sui riflessi di stiramento e sul cervello. Grazie a queste informazioni ci siamo fatti una buona idea del funzionamento dei nostri meccanismi. E tutto questo è molto importante. Ora però, vorrei che ci fermassimo a riflettere su come utilizzare al meglio queste preziose informazioni.

Il prossimo trimestre inizierò la lettura del libro The Use of the Self - L'Uso di Sé. Ritorneremo a considerare l'esperienza personale di Alexander ed il suo atteggiamento nei confronti del problema dal quale tutta la Tecnica è stata creata e sviluppata. Alexander cercava una soluzione ad un problema concreto. Era un'attore già con una discreta esperienza quando si domandò, "Dov'è che sbaglio da crearmi questo problema?" Ora, non è cosa comune porsi questa domanda quando ci si trova di fronte ad un problema o ad una difficoltà. Non ci capita di dire, "Dov'è che sbaglio da crearmi questo problema?" Normalmente il nostro primo pensiero è, "Cosa devo fare? Troverò qualcuno in grado di dirmi cosa fare per risolvere questo problema? Come affronterò il problema? Che cosa ho bisogno di fare?" Ed ancora, "Cosa ho bisogno di sapere?" Se per esempio vi domandate quanto c'è da sapere sulla voce è evidente che non c'è un limite. La quantità delle informazioni da trovare è immensa ed è impossibile stabilire in anticipo ciò che avete realmente bisogno di sapere.

Questo è quanto vorrei sottolineare a proposito dello studio dell'anatomia, della fisiologia, della psicologia, e di tutte le altre discipline. Non è giusto limitare voi stessi e dire, "Bene, non ho bisogno di conoscere questo," o "Queste informazioni non mi saranno di alcun aiuto." È possibile che alcune delle informazioni che avete acquisito e che pensavate non fossero di alcuna rilevanza possano all'improvviso esservi utili in una particolare situazione, aiutandovi magari a vedere le cose da una prospettiva diversa. Sono quindi dell'avviso che impariate quanto più potete sul maggior numero possibile di argomenti. Non cercherei mai di porre dei limiti alla conoscenza.

D'altro canto però ritorniamo alla domanda che Alexander si pose, "Dov'è che sbaglio da crearmi questo problema?" Bene, questa è una domanda alla quale è difficile trovare una risposta senza una preparazione adeguata. Abbiamo bisogno di osservare la situazione con obiettività. Abbiamo bisogno di studiarla cercando di capire cosa sta succedendo. Quindi, considerata l'intera situazione, possiamo iniziare a valutare cosa potrebbe esserci di sbagliato, e quale potrebbe essere la causa del problema. Possiamo formulare un'ipotesi e verificarla.

Naturalmente la storia della Tecnica è una storia di congetture, esperimenti e passi avanti compiuti attraverso questo metodo. Una profonda conoscenza dei meccanismi posturali, o dei riflessi di stiramento, per fare un esempio, non avrebbe costituito un vantaggio per Alexander, visto che, come poi scoprì, al di là di ogni conoscenza, il suo problema era che faceva delle cose sbagliate come risultato delle proprie abitudini. Scoprì che era una creatura abitudinaria, e tutti noi possiamo scoprire di essere creature abitudinarie. Ed è solo dopo aver realizzato che vorremmo cambiare alcune delle nostre abitudini che tutte le implicazioni iniziano a manifestarsi. A questo punto però non è un problema di conoscenza di questo o di quello, ma piuttosto di conoscenza di noi stessi, dell'esperienza della nostra volontà, del nostro volere e del nostro desiderare. È un qualcosa di estremamente individuale e personale.

Alexander scoprì presto che quando parlava non solo creava quella tensione eccessiva che era poi la causa evidente della sua stanchezza vocale, della perdita della voce, ma scoprì anche che quella tensione determinava l'accorciamento dell'intera statura, ciò che familiarmente chiamiamo tirare verso il basso. E questo è qualcosa che osservò mentre parlava, tirava sé stesso verso il basso. Successivamente si accorse che la sua percezione sensoriale non era completamente affidabile, che ciò che i suoi sensi gli comunicavano non era sempre corretto. Ripetuti esperimenti confermarono al di là di ogni dubbio quello che aveva osservato, e cioè che quando parlava si tirava verso il basso. Quindi quanto diceva non si basava solo sulle sue osservazioni; tutto di fatto confermava che si stava proprio tirando verso il basso. Il problema era che in alcuni casi i suoi sensi gli indicavano che aveva fatto le cose nel modo giusto. Non aveva percepito niente di sbagliato. E fu questa mancanza di consapevolezza ed osservazione, che lo portò alla conclusione che le cose andavano bene quando non andavano bene. Quindi, ancora una volta, qualcosa di cui possiamo divenire veramente consapevoli, solamente attraverso un processo di osservazione e sperimentazione su noi stessi, cercando di trovare una risposta ai nostri problemi personali.

La domanda è comunque sempre lì con noi, "Se faccio qualcosa di sbagliato, ed ho finalmente una discreta idea di cosa si tratta, cosa farò in proposito?" E questa è la domanda realmente difficile per ognuno di noi. Ed è difficile poiché nella nostra cultura e nella nostra educazione, l'enfasi nell'apprendimento e nell'insegnamento è nel capire quale sia la cosa giusta da fare, e nel trovare il modo di farla. Tutta l'enfasi è concentrata in quella direzione.

Ciò che stiamo discutendo è il significato di prevenzione nella Tecnica Alexander. Essenzialmente, da un lato c'è il processo attraverso il quale ci concediamo del tempo prevenendo l'automatica ed inevitabile risposta, quella che Alexander definiva come "la reazione troppo rapida, arrivata senza pensare." Questa frase dice veramente tutto, "la reazione troppo rapida, arrivata senza pensare." Questo è quanto stiamo cercando di prevenire. Se riusciamo a prevenire la reazione troppo rapida, arrivata senza pensare, allora abbiamo anche la possibilità di prevenire l'interferenza con quei meccanismi vitali che si contrappongono alla forza di gravità e decisamente neutralizzano tutte quelle forze ed influenze deprimenti che ci buttano giù. Prevenendo la reazione sfavorevole, ne preveniamo le conseguenze.

È vero che per quanto riusciremo a prevenire tutto questo, non ci mancheranno i problemi con cui confrontarci. Concessoci del tempo per scegliere, possiamo sempre scegliere la cosa sbagliata. Compiere la scelta sbagliata è molto facile. Perfino quando siete riusciti ad interrompere il tirare verso il basso e siete quindi in equilibrio e decisamente in una migliore condizione, avete comunque qualcosa da fare, qualcosa alla quale dedicarvi. Una vecchia battuta di tanti anni fa su una pubblicazione dedicata alla Tecnica Alexander intitolata Sapendo Come Fermarsi era, "Bene, quando uscirà la prossima pubblicazione intitolata Sapendo Come Andare Avanti ?"

È certo che la prevenzione non è la risposta a tutti i problemi. Dobbiamo realizzare però che è il punto di partenza. È l'inizio. Prima di tutto dobbiamo trovare il modo di prevenire la cosa sbagliata. Prevenirla oltre ogni apprendimento, oltre ogni congettura, oltre qualsiasi piano possiamo aver formulato. Il punto di partenza è indispensabile. Sono le fondamenta sulle quali costruire la nostra conoscenza nei campi più svariati. E questa è la relazione tra il nostro lavoro quotidiano ed i seminari di anatomia, fisiologia e tutto il resto.

*30 marzo 1990*

# Il problema della responsabilità

Uno degli aspetti più importanti nelle nostre lezioni è quello della responsabilità, il riconoscimento della responsabilità. Si potrebbe dire che è l'aspetto fondamentale. Normalmente, l'allievo che viene per una lezione non è consapevole del tipo di responsabilità necessaria nel nostro lavoro. In linea generale, oltre a non essere presa in considerazione, non viene riconosciuta. Le persone dicono cose di questo tipo, "Non mi sto tirando verso il basso, è la forza di gravità a farlo," oppure, "La mia schiena ha iniziato a farmi male, senza che io facessi niente." Ci sono sempre un mucchio di perché e percome le cose sono capitate, arriva però il momento in cui è necessario riconoscere le proprie responsabilità.

Non porterete le persone a riconoscere le proprie responsabilità parlandogliene; sicuramente questo metodo non vi sarà d'aiuto. Il punto di partenza è prendere atto delle vostre responsabilità. Dovete riconoscere le vostre responsabilità. Ed è esattamente questo il lavoro che portiamo avanti nel nostro corso di formazione per insegnanti. Enfatizziamo continuamente che la prima condizione è prendervi cura di voi stessi. Dovete essere responsabili per voi stessi e prendervi cura di voi stessi e dovrete continuare a farlo con la stessa attenzione durante il vostro insegnamento. In definitiva siete responsabili per voi stessi. Allo stesso tempo, naturalmente, siete responsabili, per il vostro allievo. E con ragione potreste affermare che è una responsabilità importante. Ed è questo il momento in cui entra in gioco la Tecnica. Avendo una tecnica pratica, abbiamo una maniera pratica di affrontare il problema della responsabilità e quindi di permettere al nostro allievo di arrivare a riconoscere ed accettare le proprie responsabilità.

Per prima cosa dipende da voi dare all'allievo, al meglio delle vostre possibilità, l'esperienza positiva del non interferire, un'esperienza di leggerezza e libertà - l'esperienza di andare verso l'alto piuttosto che tirarsi verso il basso. In un certo senso l'esperienza che gli trasmettete in questo modo è nuova e sconosciuta. E la prima impressione non è sempre piacevole. È una sorpresa abbastanza scioccante. L'esperienza ha bisogno di essere ripetuta più volte prima di essere assimilata, non potete pretendere che l'allievo possa capirla tutta in una volta. Ci vorrà un po' di tempo prima che possa iniziare a capirla e comprenderne il significato. Ed attraverso l'esperienza e la comprensione arriverà il riconoscimento della responsabilità. L'allievo scoprirà, come avete scoperto voi stessi, che dipenderà da loro dire no, come dire si. Dipenderà da loro dirigere o non dirigere. Dipenderà da loro scoprire ciò che realmente vogliono invece di prendere in giro se stessi, e gli altri, credendo di volere cose che in realtà non vogliono. Poiché per loro, come per voi, persuadersi di volere qualcosa che in realtà non si vuole, è fonte di problemi.

Una delle cose che rende la responsabilità così difficile da accettare è che siamo delle creature abitudinarie nel nostro modo di pensare, di provare le nostre emozioni, così come nelle nostre reazioni, e sotto ogni altro aspetto, e perciò non siamo realmente liberi. Possiamo ingannarci convincendoci che lo siamo. Ci piace pensare che siamo liberi. In realtà i nostri amici possono osservarci e farci notare che le nostre reazioni sono abitudinarie, prevedibili e indubbiamente non l'espressione di un processo di scelte e decisioni razionali. Sono piuttosto la conseguenza delle nostre abitudini. Se però potete far qualcosa per cambiare le vostre abitudini, intervenendo e controllando le vostre risposte abituali, allora la libertà di pensiero ed azione può certamente divenire una realtà. Allora, avete veramente la possibilità di una qualche scelta sulle vostre reazioni e sicuramente su quale atteggiamento mentale, quale sequenza di pensieri adottare in relazione a tutto ciò che vi può capitare. Ma è solo quando siete in grado di esercitare un controllo sulle vostre abitudini, di scegliere opportunamente, che avete la possibilità di essere liberi.

*2 marzo 1989*

# La sciatica

Come molti sanno, la sciatica è l'infiammazione del nervo sciatico. Il nervo sciatico è un nervo molto grosso che fuoriesce dalla parte inferiore della spina dorsale e prosegue lungo le gambe. Quando questo nervo viene disturbato, pressato, o danneggiato avvertiamo un fastidioso dolore lungo la gamba. È largamente riconosciuto che il dolore sciatico è provocato dall'infortunio, dalla pressione e dalle tensioni che comprimono il nervo. Se vi fermate a pensare alla vostra anatomia ed in particolare alla parte inferiore della spina dorsale, dove avete l'osso sacro e le parti fuse insieme a formare la struttura a forma di badile che si incastra nel bacino, vi accorgerete che nel punto in cui questa struttura si incastra avete un'articolazione molto, molto forte che avvolge la connessione tra la spina dorsale e le ossa pelviche.

Ricordo che negli anni della mia formazione, e perfino in quelli successivi durante il mio insegnamento, l'accettato giudizio dei chirurghi ortopedici fosse che quell'articolazione, chiamata sacroiliaca, fosse talmente forte da escludere ogni margine di movimento. Quando allora gli osteopati ed altri "ciarlatani" e persone non qualificate rivendicavano che la sciatica era causata dal danno o dalla dislocazione dell'articolazione sacroiliaca, gli ortopedici dicevano che erano stupidaggini. Dicevano: "che stupidaggine, non può essere." Naturalmente ai giorni nostri le condizioni sono cambiate e le persone hanno dovuto riconoscere che gli osteopati avevano perfettamente ragione. In alcune persone esiste un potenziale e considerevole margine di movimento nell'articolazione sacro-iliaca, e conseguentemente alcune persone possono contorcersi e deformarsi in maniera tale da provocarsi la sciatica. Vi parlo di tutto questo poiché ritengo abbastanza interessante sottolineare come, in un periodo di tempo relativamente breve, le condizioni e le opinioni sull'osteopatia siano cambiate e da quei giorni in cui era considerata una parola "impronunciabile" dalla medicina ortodossa si è arrivati ad oggi dove numerosi dottori hanno seguito dei corsi in osteopatia.

Ritornando al nostro lavoro, la domanda a cui rispondere è: "può o non può la Tecnica Alexander curare la sciatica?" E la risposta è no. Non la cura. Non la cura e certamente non può curare niente in questi termini. Ma, se riuscite a cambiare il modo in cui l'allievo usa sé stesso, di modo che anziché tirarsi verso il basso genera un po' di energia verso l'alto, libera se stesso e si muove in modo migliore, allora alleviate una certa quantità di tensione e di stress. Così facendo contribuite in maniera significativa ad un miglioramento delle condizioni.

Dicendo ciò, non stiamo "menando il can per l'aia." Ciò che stiamo enfatizzando è che, se qualcuno affetto dall'infiammazione del nervo sciatico va dal dottore ed ottiene delle droghe antinfiammatorie, somministrate in un modo o nell'altro, ha una ragionevole probabilità di alleviare, almeno temporaneamente, il dolore. Con l'apprendimento della Tecnica Alexander sarà una situazione molto individuale, ed i tempi di un qualche cambiamento nella condizione del dolore dipenderanno fortemente da circostanze individuali. Da un punto di vista pratico se qualcuno affetto dalla sciatica prende delle lezioni aspettandosi di essere curato dalla sciatica e di ottenere così un immediato sollievo, probabilmente, rimarrà molto deluso. Invece, è opportuno spiegargli chiaramente che ciò che farà sarà di cambiare il proprio modo di reagire e quindi il proprio funzionamento. Prestando molta attenzione a tutto ciò, beneficerà enormemente dalla Tecnica, ed i benefici andranno ben al di là del sollievo dei sintomi della sciatica – che, ad un certo punto, quasi certamente arriverà, anche se nessuno può predirlo con certezza. È molto importante quindi far chiarezza su queste distinzioni poiché riflettono realmente le caratteristiche fondamentali del nostro lavoro. Aiuterà gli allievi a comprendere cosa stiamo cercando di fare, e cosa non stiamo cercando di fare.

# L'equilibrio della testa

L'articolazione della testa in cima alla spina dorsale ha un raggio d'azione ragionevolmente limitato. Secondo quanto sostengono gli anatomisti è un raggio d'azione quantificabile in un arco inferiore ai 30 gradi. Muovendo la testa verso il basso, oltre i 30 gradi, coinvolgerete le altre articolazioni del collo, ed il collo stesso si muoverà in avanti.

Le persone che accorciano la propria statura tirandosi verso il basso, hanno trasformato la base del collo in un'articolazione principale, ed hanno quindi la tendenza a muovere la testa ed il collo insieme, congiuntamente. Non pensano o non vedono una separazione fra la testa ed il collo. Va da sé che quando le persone tirano la testa all'indietro coinvolgono in larga misura il collo, esagerandone inevitabilmente la curva. Questo per far sì che la testa ruoti all'indietro fino a quel punto. Nel modo più assoluto non vogliamo quindi, che la testa vada all'indietro. Parlando invece del movimento in avanti della testa, diciamo che vogliamo permetterle di muoversi fino a dove le verrà permesso dall'articolazione dell'atlante occipitale, senza andare oltre. Di fatto parliamo di un raggio d'azione minimo. Se proverete a portare la testa in avanti oltre questo punto, coinvolgerete inevitabilmente il collo, che inizierà a muoversi in avanti a partire dall'articolazione della settima vertebra cervicale, che è il punto in cui l'ultima delle vertebre cervicali si appoggia sulla prima delle vertebre toraciche.

Se coinvolgete il collo nel movimento e nell'equilibrio della testa, allora ad ogni movimento della testa corrisponderà un movimento del collo. Questa relazione provoca tensione nei muscoli del collo, e genera un grado di tensione e compressione sulle sue articolazioni. È facile comprendere come tutto ciò interferisca sul funzionamento della laringe, comprimendola o disturbandola. In altre parole, se la costringerete a lavorare in maniera scorretta la danneggerete. La laringe è la struttura cartilaginea che protegge le corde vocali ed i vari passaggi. Il complesso intreccio di muscoli in cui si trova la laringe ha, da un lato, la funzione di permetterle di muoversi liberamente, e dall'altro di assicurarsi che, quando il resto della struttura del corpo si muove, tutta la forza, e lo stress generato da questo movimento venga assorbito prima di raggiungere la laringe, permettendole così di rimanere al suo posto senza venire disturbata da ciò che le si muove intorno. Quando inghiottite, la laringe deve muoversi verso l'alto per permettere all'epiglottide di lavorare, evitando così che quando ingerite del cibo questo non venga erroneamente indirizzato verso il passaggio per l'aria. Quindi è molto importante che, quando inghiottite, nell'inghiottire il meccanismo funzioni chiudendo il passaggio dell'aria per permettere al passaggio per il cibo di essere aperto e libero. Il resto del tempo invece volete che il passaggio dell'aria sia libero il più possibile di modo che l'intero meccanismo vocale sia in grado di svolgere il proprio lavoro, un lavoro complesso, libero da interferenze. Questa libertà non può esserci se la testa va all'indietro o troppo in avanti.

A questo punto possiamo sviluppare il discorso ulteriormente: diciamo che quando parliamo del movimento della testa in avanti o all'indietro sull'articolazione atlanto-occipitale descriviamo un movimento con un raggio d'azione molto limitato. Ed all'interno di questo raggio d'azione è minima la differenza tra un movimento della testa all'indietro o in avanti. Appena andate oltre questo margine di movimento non siete più in equilibrio. State sommando al peso della testa una forza che va verso il basso, ed appena aggiungete a quel delicato equilibrio una forza che va verso il basso siete nei guai.

Avete un margine di movimento limitato, ed all'interno di questo margine è cruciale che la testa non vada all'indietro. La testa deve essere indirizzata in avanti, di modo che la sua tendenza sia sempre ad andare in avanti e mai all'indietro. Mi rendo conto che questo lo sapete già, ma osservando lo scheletro, osservando il cranio, possiamo vedere che la parte più pesante del cranio si trova oltre l'articolazione. L'articolazione non si trova sotto la testa come potrebbe esserlo una stecca da biliardo sotto una palla da biliardo, immaginando di equilibrarle l'una sull'altra. La testa non resterebbe in cima alla spina dorsale se non fosse per i muscoli che delicatamente la trattengono dalla sua naturale tendenza a cadere in avanti. La tendenza a cadere in avanti è naturale ed è esattamente ciò che dovrebbe avvenire tutto il tempo. Se contraete eccessivamente i muscoli, se li irrigidite, la testa viene tirata all'indietro interferendo con l'intero meccanismo; questo provoca delle serie conseguenze per tutto l'organismo, perché l'equilibrio della testa è un aspetto molto importante in ciò che chiamiamo controllo primario.

Tirando la testa all'indietro potete esagerare la curva del collo. E quindi, come potete vedere, le curve della spina dorsale possono essere accentuate o ridotte; e quando questo avviene accorciate o allungate la vostra statura. Inoltre dovete considerare che tutte le articolazioni - bacino, ginocchia e caviglie, per esempio – sono incapsulate in modo tale da consentire un po' di gioco. Potete esercitare della pressione sulle articolazioni comprimendole, o potete alleggerirle dalla pressione rilasciandole considerevolmente. Ed anche se non notate una grande differenza quando comprimete o rilasciate le articolazioni, questo ha comunque rilevanza pratica, poiché se le articolazioni sono compresse non lavorano con la stessa libertà con cui lavorerebbero se le liberaste dalla pressione. Questo contributo all'allungamento o all'accorciamento della statura è quindi abbastanza importante.

Il termine statura è un termine utile visto che stiamo considerando tutti i diversi fattori che contribuiscono all'allungamento o all'accorciamento, invece di concentrare la nostra attenzione solo su una serie di fattori come l'accentuare o il ridurre le curve. Ancora una volta un elemento di rilevanza non solo teorica ma pratica, poiché vi ritrovate a prevenire l'accorciamento della vostra statura e di quella dei vostri allievi. Questo naturalmente è quanto volete prevenire. Non solo volete prevenire un qualche accorciamento, ma qualsiasi accorciamento. Non volete prevenire solamente quelle curve eccessive della spina dorsale, volete prevenire la compressione delle vertebre. Volete eliminare qualsiasi elemento che possa contribuire all'accorciamento, e promuovere quelli che contribuiscono all'allungamento.

Potete pensare di non conoscere sufficientemente l'anatomia per fare una lista delle cose che contribuiscono ad un'allungamento o ad un'accorciamento. Comunque, il vostro obiettivo è decisamente l'allungamento della statura. E poiché volete allungarvi in statura sarete attenti ad osservare ed a cogliere qualsiasi elemento che possa aiutarvi ad ottenere il risultato che vi siete prefissati, e ad eliminare quelli che potrebbero ostacolarlo. Quindi il concetto di allungamento è estremamente importante. È fin troppo facile nelle discipline sportive, nella danza ed in ogni sorta di attività, iniziare a guardare i singoli pezzi di un puzzle osservando questo o quel pezzo, come, ad esempio, un'articolazione artritica o quant'altro; e quando iniziate a concentrarvi sui pezzi separati è molto facile perdere di vista il quadro generale. La nostra tecnica si occupa di una visione generale, poiché ciò che vogliamo è leggerezza e libertà, iniziando con l'equilibrio della testa sul collo per passare poi ad un allungamento generale della statura.

*9 ottobre 1989*

# Cambiare senza cambiamenti

Nella vita ci sono un gran numero di cose che la gente preferirebbe ignorare e delle quali non essere cosciente. La gente non vuole veramente essere cosciente per tutto il tempo. In questi giorni si parla molto a proposito dei cambiamenti degli stati di coscienza e di come attraverso droghe, narcotici e varie altre cose di un tipo o di un altro possiamo alterare il nostro stato di coscienza. Il problema fondamentale, però, è che la maggior parte delle persone non sono interessate ad essere coscienti, completamente coscienti, per tutto il tempo. Essere coscienti può sembrare decisamente troppo doloroso.

Ricordo un vecchio allievo che ricopriva un'alta carica all'interno di una compagnia di assicurazioni. Era conosciuto per essere molto conservativo, molto, molto serio e molto convenzionale. Durante una lezione un giorno mi disse, "Sa, la routine è un qualcosa di veramente confortevole." Esprimendo, chiaramente, l'intensità di quanto stava provando. Aveva compreso che con il mio lavoro stavo cercando di stanarlo dalla sua routine, e non voleva esserne stanato. Voleva poter seguire il corso della sua vita come prima. Non voleva cambiare. Nel complesso le persone non vogliono cambiare. Sono molto, molto, molto riluttanti a cambiare. Naturalmente, vengono alle lezioni comprendendo che questo metodo li porterà a cambiare, ma il cambiamento che loro vogliono è quello in cui tutto può rimanere immutato. Non hanno la necessaria e concreta esperienza di cosa signifchi cambiare. Una volta sperimentato il cambiamento la maggior parte delle persone non lo gradisce rimanendone spaventata. Adottano allora ogni sorta di difesa, pretesto e così via, che tu, come insegnante, devi combattere e aggirare per conservare lo stimolo verso il cambiamento. Sto parlando in questo momento di cambiamento nel senso più esteso e generale dell'essere coscienti e consapevolmente consci. È necessario tenere a mente che la difficoltà del cambiamento risiede nell'aspetto fisico di te stesso – è la tua respirazione, circolazione e digestione. Sono le abitudini legate al tuo meccanismo posturale e alle tue abitudini muscolari. E poi, ancora più importanti delle abitudini muscolari sono le tue abitudini neurologiche, poiché i percorsi dei nervi e tutte le interconnessioni attraverso cui fluisce l'energia da un centro nervoso ad un altro sono largamente abitudinari. L'energia fluisce attraverso tracciati abitudinari. È come l'acqua che scorre nei campi attraverso sistemi di irrigazione. Scorre su tracciati abitudinari poiché questi tracciati sono diventati estremamente familiari. L'energia fluisce così.

Allora, stiamo cercando di cambiare il modo in cui le persone usano sé stesse. Stiamo cercando di apportare dei cambiamenti non solo nel loro modo di pensare o di percepire le cose su larga scala – come per esempio le loro abitudini, ogni aspetto delle loro abitudini sociali; un po' tutti gli aspetti che stavo considerando in riferimento all'uomo della compagnia di assicurazioni – ma anche nelle loro abitudini più personali, in quanto condizionano l'uso di sé stessi ed il completo funzionamento dell'intero sistema neuromuscolare. Cambiare tutto questo, o anche solo iniziare a cambiarlo, iniziare a compiere un qualche cambiamento è un'impresa notevole. E considerato quanto c'è da cambiare è facile vedere quanto sia scoraggiante questa impresa.

Immaginate che qualcuno non voglia cambiare, che sia contro un cambiamento, che ne sia spaventato. In questo caso vi aspetta un'impresa ardua da compiere. Un'impresa molto difficile. Ma per avere una qualche possibilità di successo, dovete guardare al modo in cui ciascun individuo usa sé stesso. Non sarete in grado di compiere un cambiamento significativo in voi stessi o in altri finché non avrete indirizzato il problema al modo in cui ciascun individuo usa sé stesso. Questa è l'essenza di tutto questo lavoro.

*17 marzo 1989*

# Teoria e pratica

Come vi ho già detto in altre occasioni, al tempo in cui Alexander iniziò ad osservare sé stesso non era stata ancora intrapresa alcuna ricerca scientifica sulla fisiologia del meccanismo posturale. E se ci fermiamo ad osservare il problema potremmo dire in maniera molto semplice che ciò che Alexander aveva notato era che le persone non devono tirarsi verso il basso. Quando fate qualcosa tirandovi verso il basso influenzate negativamente il vostro funzionamento danneggiandolo. Ciò che dovete fare è trovare un modo per evitare di tirarvi verso il basso, e liberare e attivare quel meccanismo programmato per portarvi verso l'alto.

Nel 1978 il Dott. Tris D.M. Roberts ha pubblicato il suo libro chiamato The Neurophysiology of Postural Mechanisms - La Neurofisiologia dei Meccanismi Posturali, nel quale afferma che ci sono dei meccanismi posturali, e che l'essenza del loro lavoro è prevenire una collisione punitiva fra le nostre teste ed il pianeta. Il Dott. Roberts ci dice che quando ci tiriamo verso il basso ci facciamo del male. C'è voluto molto tempo perché venisse riconosciuto ed accettato tutto questo. E pur essendo una teoria accettata, le persone sono ancora molto lontane dall'apprezzarne le implicazioni pratiche.

La stessa cosa è successa con la pubblicazione degli studi del Prof. Rudolf Magnus sull'importanza della relazione fra la testa ed il collo, praticamente la prima rivelazione scientifica sulla Tecnica Alexander. Il Prof. Magnus ha condotto uno studio approfondito sull'equilibrio della testa, sul suo atteggiamento nello spazio e sui meccanismi posturali. Le sue scoperte sono state riassunte nella frase: la testa conduce ed il corpo segue. La testa conduce ed il corpo segue è il segreto della locomozione ed il segreto dell'armonia, dell'equilibrio e di tutto il resto. Naturalmente ci sarebbe da dire molto di più, ma questa è realmente l'essenza di tutto il problema. Considerato che nessuno prima del Prof. Magnus aveva, da un punto di vista scientifico, dimostrato l'importanza primaria della relazione fra testa, collo e schiena, potete immaginare quanto fosse elettrizzato Alexander alla luce di queste rivelazioni scientifiche.

Finalmente la prima conferma scientifica a quanto Alexander aveva lavorato fino a quel momento. Alexander ingenuamente si aspettò che tutti gli scienziati e le persone del settore, particolarmente le persone come i chirurghi ortopedici e gli uomini di medicina preoccupati per la salute ed il benessere e tutto il resto, avrebbero tenuto conto dei suoi esperimenti, rilevato le implicazioni e rivisto le loro idee e procedure pratiche alla luce di queste nuove scoperte scientifiche. In realtà sappiamo bene che le cose non vanno in questo modo. In molti campi, se non in tutti i campi, sono necessari degli anni prima che qualcuno possa prendere in considerazione l'opportunità di studiare la nuova scoperta scientifica da un punto di vista pratico.

Qual'è la praticità di tutte queste informazioni? Perché riconsiderare tutta questa vecchia storia? La risposta pratica che mi piace di più è che nel nostro lavoro di insegnanti della Tecnica Alexander, siamo molto interessati a cosa pensa la gente. Siamo interessati a cosa pensa la gente e a come pensa. Quali sono le informazioni che potranno realmente cambiare il modo di pensare delle persone ed i loro processi di pensiero? E qual'è il modo migliore di presentarle per riuscire a portare avanti questi cambiamenti? Solo attraverso questo tipo di analisi avete la possibilità di vedere come poter influenzare il cambiamento, come indirizzarlo in modo da portare le persone a pensare in una maniera un poco più utile, più pratica e produttiva. Si riduce tutto al modo in cui voi ed io pensiamo, ed al modo in cui le altre persone pensano. Questo è tutto. E quando vedete le scoperte del Prof. Magnus e del Dott. Roberts e realizzate quanto poco sia cambiata l'opinione della gente, potete vedere come il vostro lavoro sia quello di portare le persone a pensare in un modo nuovo.

*febbraio 1974*

# L'ultima lezione

Mi piacerebbe parlarvi dell'ultima lezione. E questo perché prima o poi quel momento arriva. Le persone ricevono un corso di lezioni fino ad arrivare all'ultima. Si allontanano da voi non avendo in programma di ricevere un'altra lezione per un lungo periodo di tempo. Arrivati a questo punto, vi dicono, "Ora cosa devo fare? Sarò in grado di prendermi cura di me? Riuscirò a non perdere quanto ho imparato finora? Ora sono da solo." A questo punto, l'insegnante, deve concedersi una pausa e riflettere su quale sia la risposta più utile da dare. Ricordo quella che fu l'ultima lezione di Alexander, anche se, allora, lui non ne era probabilmente consapevole. In questo caso particolare lavorava con un'anziana signora, sua allieva da tanti anni. La signora, tra una pausa e l'altra, doveva aver preso lezioni per un lungo periodo di tempo, ed aveva ormai una certa età. Come lo stesso Alexander ormai vicino agli 87. È rilevante riferirsi all'età visto che è proprio quando si è avanti con gli anni che i tanti aspetti pratici della nostra quotidianità diventano sorprendentemente più complicati. Prima di allora infatti non ci si preoccupava di dover salire le scale o di trasportare degli oggetti, o perfino di allungare le braccia verso l'alto per prendere un qualcosa da uno scaffale. Lo stimolo fisico che fino ad allora si era dato per scontato diventa più impegnativo con l'avanzare degli anni, ed è questo il momento in cui si ha bisogno di tutto l'aiuto che è possibile ottenere. La tecnica è particolarmente apprezzata a questo punto della vita. In realtà la vecchiaia è il momento in cui si mette la Tecnica alla prova.

Tornando quindi all'anziana signora. Quando F.M. concluse la sua lezione, battendole gentilmente su una spalla le disse, "Ora mia cara, stia attenta a non irrigidire il collo, e cerchi di avere sempre qualcosa di piacevolmente stimolante all'orizzonte." E questa è l'essenza di tutta la faccenda. Come consiglio da ultima lezione credo che questo copra in maniera soddisfacente i punti essenziali.

Nell'ultima lezione vi ritrovate a considerare ciò che è avvenuto nel ciclo di lezioni, e come l'allievo porterà avanti da solo questa sua versione della Tecnica Alexander. Spesso succede che al termine di un ciclo di 30 lezioni, o perfino molte di più, l'allievo abbia maturato una vaga comprensione di quello che è il principio della Tecnica Alexander e cioè il non fare. Per dirlo in altre parole ha realizzato che funziona meglio quando si calma e non interferisce con il proprio funzionamento. In base alla sua esperienza personale ha compreso il principio generale del non fare, che si fonde in maniera impercettibile con l'inizio del tentativo conscio di fermarsi per una pausa, per fare uso dell'inibizione.

Naturalmente darete al vostro allievo la raccomandazione di sdraiarsi regolarmente nella posizione semisupina per almeno 10 minuti al giorno, 5 se proprio non c'è il tempo. Di farlo anche solo prima di andare a letto la notte, l'importante è che non manchi di farlo. Le persone che si ritrovano da sole senza la possibilità di una lezione per un lungo periodo di tempo hanno bisogno di una sorta di sollecito, e se riuscite a fargli prendere l'abitudine di sdraiarsi, anche per brevi momenti, questo li porterà a pensare alla Tecnica. Non se ne dimenticheranno completamente.

L'altra cosa molto importante da ricordare loro è che, interrompendo le lezioni, proveranno quello che ognuno di noi ha sperimentato e cioè un senso di perdita. Proveranno dopo un po' di tempo la sensazione che tutto è perduto e dimenticato. E in questo momento lo scoraggiamento prenderà piede. Ed è questo il momento in cui sdraiarsi regolarmente nella posizione semisupina diventa ancora più importante. Saranno naturalmente abbastanza delusi e disperati. E questo è inevitabile visto che la vostra funzione di insegnanti è quella di dargli la possibilità di provare un livello di coordinazione che da soli non potrebbero darsi. Questo è il vostro compito. Senza di voi non sono in grado di mantenere quel livello di coordinazione, e certamente in parte lo perderanno. Perdendolo raggiungeranno il loro livello personale e qui si stabilizzeranno. Trovando però tutto questo deprimente, si ritroveranno in un tale stato d'ansia e scoraggiamento, da portarli in definitiva ad un livello inferiore rispetto a quello che potrebbero invece mantenere.

Dopo un po', impareranno che potranno aiutare se stessi applicando il principio della Tecnica. Matureranno una certa confidenza, e si renderanno conto di poter fare dei progressi.

Non so se i vostri allievi crederanno sempre alle vostre parole, ma se gli direte quanto vi ho appena detto li aiuterete. È rassicurante. È bene prepararli a quel senso di perdita e privazione, perché così, quando questo arriverà, saranno in grado di affrontarlo al meglio. Considerando quindi l'ultima lezione è questo il consiglio che dovete dare al vostro allievo prima di congedarlo.

Esiste sempre la possibilità di riconsiderare e rivalutare il vostro insegnamento, qualora stia diventando stereotipato e ripetitivo. Sia nel caso in cui stiate solamente mostrando qualcosa invece di creare un contatto reale. Sia che stiate veramente insegnando tante cose. In ogni caso volete continuare a porvi in discussione per capire cosa fate realmente con il vostro insegnamento. Quindi riguardo all'ultima lezione queste sono le due cose da ricordare. Utili ed importanti per voi, decisamente cruciali e necessarie per l'allievo.

*17 giugno 1992*

# Yin e yang

Quando i maestri di canto, dizione o dell'uso della voce, così come anche parecchi dottori, parlano della respirazione si concentrano principalmente sull'azione del diaframma, ed è per questo motivo che vorrei approfondire il discorso sulla cassa toracica. Queste persone nel parlare della respirazione, fanno riferimento all'espansione e contrazione della cassa toracica pur sapendo per esperienza pratica che è abbastanza raro trovare qualcuno con una grande mobilità delle costole. La maggior parte delle persone ha una cassa toracica bloccata. Sforzandosi possono buttare le spalle all'indietro puntando il petto in avanti, o tirare le spalle in avanti infossando il petto. Questo è quanto possono fare con la loro cassa toracica, altrimenti, non sembra esserci un grande movimento delle costole.

Osservando gli altri vertebrati, gli altri animali, noterete che nei gatti, per esempio, la cassa toracica è effettivamente mobile. C'è chiaramente un grande movimento nella cassa toracica. Non è per niente bloccata. Quando iniziate ad osservare il torace umano ed in particolare come le costole si articolano sulla spina dorsale, noterete che è previsto un ampio margine di movimento. Potenzialmente il movimento è notevole e sulla base dell'esperienza maturata usando noi stessi, sappiamo che sotto ogni punto di vista, abbiamo bisogno di tutta la libertà ed il movimento che è possibile ottenere. Sappiamo che la tendenza per tutto l'organismo è verso la rigidità e l'immobilità mentre invece ciò che è necessario per il benessere e la salute è esattamente l'opposto: mobilità e libertà. C'è quindi molto da liberare e molto da osservare.

Quando iniziate ad insegnare, dovete pensare e tenere d'occhio talmente tante cose che questo può limitare la vostra capacità di osservare. Quando avrete più esperienza ed avrete maturato l'abilità di lavorare sui vostri allievi ottenendo quelle risposte che vi eravate prefissati, potrete iniziare ad osservare di più. Naturalmente, potrebbe anche capitarvi di non notare per esempio che l'allievo solleva le spalle o tira le scapole l'una verso l'altra durante la respirazione. E per un insegnante inesperto è forte la tentazione di farlo notare all'allievo dicendo, "Non sollevare le spalle, non curvare la schiena." Col passare del tempo apprenderete che non è sempre saggio condividere subito con l'allievo le vostre osservazioni poiché scoprirete che reagirà immediatamente cercando di fare qualcosa al riguardo. Se gli fate notare che stanno sollevando le spalle, cercheranno immediatamente di tirarle verso il basso. Se invece stanno sollevando il petto cercheranno di portarlo verso il basso, facendo esattamente il contrario. Quindi, nell'osservare, queste sono le cose che dovrete tenere in considerazione.

Giorni fa, vi spiegavo come l'azione dei muscoli intercostali consista, in sostanza, nel sollevare lateralmente le costole avvicinandole; dà il via ad un processo proiettato verso l'alto che produce inoltre un'espansione ed una apertura verso l'esterno. L'altro aspetto da prendere in considerazione è che la struttura toracica è costruita in maniera tale da, potremmo dire, scattare ad aprirsi o ad espandersi come una molla. In altre parole se si tagliasse la cartilagine le costole salterebbero fuori.

Il meccanismo che influenza l'espansione o la contrazione della cassa toracica è molto complesso. Abbiamo l'azione dei muscoli, ed abbiamo l'elasticità dell'intera struttura. Alla fine vi ritrovate una realtà descritta molto bene dai termini cinesi yin e yang. È una contrapposizione di forze. Ed il principio di contrapposizione di forze, oltre ad essere una questione filosofica, è un principio pratico ingegneristico. Ottenendo la corretta contrapposizione, potrete minimizzare lo sforzo e la quantità di energie da utilizzare per ottenere quei risultati che state cercando.

Respirare è un qualcosa di così finemente equilibrato e messo a punto da non richiedere alcuno sforzo. Qualora aveste bisogno di cantare con maggiore sonorità o semplicemente gridare o produrre dei suoni con qualunque strumento a fiato, non dovreste sentire la necessità di sforzarvi enormemente al fine di espandervi inspirando una gran quantità d'aria, o di espellere una gran quantità d'aria. L'equilibrio di forze dovrebbe semplificare il tutto. Ora, dico "dovrebbe" in quanto il tutto è condizionato da quel fattore che le persone non prendono in considerazione, e trascurano, nel corso di un programma di insegnamento dell'uso della voce o in una pratica medica. E cioè che l'intera struttura del nostro organismo è organizzata in modo da lavorare in contrapposizione alla forza di gravità – la direzione verso l'alto dell'intero organismo controbilanciata dalla spinta verso il basso del peso e quindi della forza di gravità. Se queste due forze, quella verso l'alto e l'altra verso il basso, non sono in equilibrio allora è chiaro che quanto ho appena descritto non può funzionare.

Nella maggior parte delle persone la tendenza generale è verso il basso. L'intera struttura, invece di essere supportata, spinge con il suo peso verso il basso e quindi il peso del torace, della cavità addominale, del fegato e di tutto il resto, spingono con il loro peso verso il basso. Con tutto questo peso che spinge verso il basso, non potete avere una libera azione antagonistica che renderebbe il respirare privo di sforzo. Non è possibile. Per poter respirare liberamente avete bisogno di andare verso l'alto. E questo è esattamente il contrario di ciò che la maggior parte delle persone provano. La loro impressione è che respirare è difficile e se è difficile allora il rimedio è generare uno sforzo maggiore. Quindi sforzandosi moltiplicano le difficoltà aggravando ulteriormente le cose.

È stato ormai riconosciuto che in un modo o in un altro la pressione verso il basso, l'energia che va verso il basso, ha bisogno di essere contrastata. Leggendo il libro di anatomia ci soffermiamo sull'azione dei muscoli del collo ed in particolare sui nostri vecchi amici gli sternocleidomastoidi. Questi muscoli piegano il collo in avanti quando lavorano congiuntamente, mentre lavorando alternativamente ci permettono di piegare il collo lateralmente o di ruotare la testa. Ciò che è chiaro nel libro è che questi muscoli sono complementari al funzionamento dell'apparato respiratorio. Normalmente un atleta che corre una gara di fondo termina la corsa facendo buon uso di questi muscoli accessori alla respirazione buttando il collo e la testa all'indietro. Eccovi la dimostrazione ufficiale di come possano esservi utili questi muscoli. Buttate la testa all'indietro per fare buon uso di questi muscoli. Così facendo sollevate la parte superiore del torace tentando di creare più spazio per incrementare la capacità respiratoria. Vi sembra un modo efficiente di respirare? Sicuramente no.

Lo stesso malinteso sulla respirazione è presente quando una persona è in preda ad un attacco d'asma e cerca disperatamente di respirare. Di solito, questa persona, siederà con le mani sulle ginocchia, la testa buttata all'indietro e le spalle sollevate, per poi sollevare il petto utilizzando le braccia, le spalle ed i muscoli del collo. Prova a sollevare il tutto nella speranza di ricevere più aria. Naturalmente, tutto quello sforzo non produce i risultati desiderati generando invece più rigidità che mobilità. Durante lo spasmo, l'asmatico, non sarà in grado di respirare finché non sarà esausto e talmente disperato da rinunciare ad ogni sforzo. Ed è solo quando rinuncerà a sforzarsi di respirare che lascerà andare il respiro buttando fuori l'aria. Ed a questo punto si crea dello spazio per della nuova aria. In questo modo il circolo è interrotto e lo spasmo concluso.

Ciò che vorrei farvi capire è che per portare verso l'alto l'intera struttura, vi servite del meccanismo fondamentale per la respirazione e per qualsiasi attività. Se il meccanismo naturale che porta l'intera struttura verso l'alto non può lavorare come dovrebbe, allora siete nei guai. E qualsiasi cosa cerchiate di fare, sia che utilizziate gli sternocleidomastoidi per respirare o per compiere strani movimenti con le braccia o con le spalle, non vi tirerà fuori dai guai.

Requisito fondamentale per ogni creatura vivente è la contrapposizione alla forza di gravità. Come vi ho detto prima i cinesi hanno le parole per descriverla: yin e yang.

*1996*

# L'ah bisbigliata

Questa mattina vorrei portare avanti la dimostrazione dell'ah bisbigliata. [Per l'ah bisbigliata utilizziamo la vocale a aperta. Nella traduzione ho preferito trascrivere la a nella versione originale ah (Ndt)] Vedete, dal nostro punto di vista la respirazione è l'essenza del funzionamento dell'organismo. I cambiamenti nella tensione muscolare, il nostro equilibrio, i nostri pensieri, il desiderare ed il volere possono influenzare la respirazione. Allo stesso modo, la respirazione, è condizionata dall'ansietà e dalle emozioni, in definitiva da tante cose diverse. La respirazione rivela in maniera affidabile lo stato di una persona. Quindi, oltre al famoso controllo primario, dobbiamo tenere d'occhio anche la respirazione.

Tutto quello che dovete fare è organizzarvi in modo da essere in equilibrio, pensate a qualcosa di divertente che vi faccia sorridere, mettete la punta della lingua a contatto con l'estremità superiore dei denti inferiori, lasciate cadere la mandibola e dite ah, poi chiudete la bocca lasciando che l'aria ritorni attraverso il naso. Quando dite un'ah bisbigliata, potete ascoltarla e dalla qualità del suono potete verificare se l'avete prodotta in maniera corretta o meno. Senza alcuno sforzo o affanno fatela più sonora che potete, e fate attenzione a cogliere un suono gutturale.

Insegnando l'ah bisbigliata, e facendola voi stessi, non dovete essere troppo critici. Dovete lavorarci lentamente e con attenzione, come un qualcosa che migliorerete gradualmente. Dopo tutto, quando imparate a suonare qualcosa col violino non vi aspettate di eseguirlo come volete dopo uno o due tentativi. Ascoltate come suonate, e realizzate che ci sono una serie di miglioramenti da portare avanti. Ed è questo il modo in cui affrontate l'ah bisbigliata.

Il vostro compito va ben oltre il persuadere i vostri allievi che è un qualcosa che possono fare, dovete convincerli che è un qualcosa di molto piacevole. È benché sia importante convincerli che è un qualcosa che devono fare, il nostro obiettivo è renderlo piacevole. Di modo che, quando si troveranno in un momento difficile, potranno dirsi, "Ecco, ora dirò un'ah bisbigliata." Ebbene, il vostro obiettivo è questo.

Dovete conoscere le cose abbastanza bene da sapere cosa pensare per ottenere quei risultati pratici che vi siete prefissati. Vedete, il modo corretto di pensare è di formulare la domanda appropriata per produrre la risposta desiderata. Non manipolate la risposta, manipolate lo stimolo. Ed è così che fate con l'ah bisbigliata. Imparate a pensare per ottenere il risultato che cercate. Se volete inspirare in maniera rapida, molto rapida, mentre cantate o suonate un qualsiasi strumento a fiato, dovete sapere come pensare. E come risultato del vostro modo di pensare la vostra struttura sarà libera da interferenze e le costole potranno muoversi liberamente e velocemente. Non lo fate, non muovete le costole in quel modo, non muovete il diaframma, semplicemente pensate ed il vostro pensiero permetterà alle costole ed al diaframma di muoversi in quel modo. Presentate uno stimolo e questa è la risposta che otterrete. Manipolare lo stimolo è il modo di prendersene la responsabilità - le cose succedono perché volete che succedano, perché avete chiesto in maniera chiara e decisa che succedessero.

La superstizione, non credo potreste chiamarla altrimenti, è spesso una componente del bagaglio tecnico degli artisti, qualsiasi sia il loro campo. Credono superstiziosamente che fare certe cose produrrà determinati risultati, e se esaminerete la faccenda con attenzione vi renderete conto che in tutto ciò non esiste alcuna razionalità. Per fare un esempio, esiste una sorta di religione su quanto dovete fare col vostro diaframma. Esistono tutta una serie di convinzioni sul supportare la voce sul fiato e così via. Queste persone credono che a meno che non facciano così non possono cantare. Allo stesso modo potrebbero dire che non possono cantare senza il loro portafortuna. In realtà convincendoli della teoria del portafortuna gli risparmieremmo un sacco di guai, ed otterremmo dei risultati positivi.

Questo è il motivo per cui, quando F.M. parla in Man's Supreme Inheritance - L'Eredità Suprema dell'Uomo, degli impedimenti che ostacolano l'apprendimento della Tecnica e la realizzazione dei cambiamenti auspicati, mette in cima alla lista le idee preconcette sbagliate. La gente si sorprende di fronte a quest'enfasi sul psicologico. In realtà è un qualcosa che tendenzialmente dimentica. Chiedete a molti insegnanti della Tecnica Alexander ciò che non va nelle persone, vi guarderanno con stupore dicendovi: "Di fatto, irrigidiscono il collo, tirano la propria testa all'indietro tirandosi verso il basso." Daranno al problema quasi sempre una risposta fisica. Quando in realtà il vero problema è che hanno convinzioni ed idee preconcette sbagliate.

Una delle cose che dovete tener presente in questo approccio psicologico è che più le persone hanno bisogno di un'ah bisbigliata e meno avranno voglia di farla. È sempre così. Lo noterete anche in voi stessi. Questa mattina è successo a me. Prima di iniziare a lavorare ho detto un certo numero di ah bisbigliate, odiandone ogni momento. Sapevo, lo percepivo, che avevo bisogno di dire delle ah bisbigliate. Dopo tutto, questo è il mio lavoro. Dovete imparare a riconoscere questo in voi stessi. Questo è il momento in cui interviene il controllo conscio. Il controllo conscio consiste nel riconoscere cose come queste, e nel porvi rimedio.

Finché le idee preconcette saranno presenti, dovete aspettarvi il presentarsi di risposte automatiche. Presentato lo stimolo è irragionevole lamentarsi delle risposte automatiche. Se volete migliorare la vostra respirazione, dovete lavorare sulle idee preconcette che la riguardano. E qui l'ah bisbigliata costituisce un aiuto importante.

*14 gennaio 1997*

# Camminare

Quando gli esperti di anatomia e fisiologia parlano del camminare, molto spesso fanno riferimento all'impulso della forza di gravità. Quello che dicono, in sostanza, è che, partendo da una posizione eretta, è sufficiente che ci lasciamo cadere in avanti. A questo punto il meccanismo dei riflessi interviene, ed istintivamente, o automaticamente, muoviamo un piede in avanti per non cadere; e come muoviamo il piede in avanti e lo poggiamo per terra continuando a permettere alla forza di gravità di operare, cadiamo ancora una volta in avanti e muoviamo l'altro piede sempre allo scopo di non cadere. In pratica, camminare, è un continuo cadere in avanti, e un prevenire una caduta più seria portando un piede in avanti.

Il camminare così descritto è, sfortunatamente, molto comune. È possibile vedere e sentire la pesantezza con la quale le persone camminano. Pestano i piedi sul pavimento poiché cadono continuamente in avanti nella maniera descritta prima; quando invece, chiaramente, sarebbe bello poter muovere i passi con leggerezza, che significa poi muoversi mantenendo il più possibile la direzione verso l'alto. La prima considerazione da fare è che abbiamo solo due piedi e che quindi abbiamo bisogno di equilibrarci su uno muovendo l'altro. Le persone pensano di equilibrarsi sul piede poggiato in avanti per poter muovere quello che sta dietro. Quando invece è esattamente il contrario. Preparandovi a camminare, il peso si sposta sul piede posteriore. In altre parole il corpo rimane all'indietro, il vostro collo è libero e la testa si muove in avanti e verso l'alto. Quindi, dal punto di vista della testa, è la testa a condurre il movimento, mentre il peso del corpo è supportato ampiamente dal piede posteriore.

Equilibrandovi sul piede posteriore, e quindi in larga misura sulla gamba posteriore, la gamba anteriore, alleggerita dalla pressione, è sufficientemente libera da permettere al ginocchio di piegarsi, così da poter sollevare il piede e appoggiarlo con leggerezza in avanti.

Allo stesso tempo la caviglia della gamba posteriore si piega, permettendo al corpo di muoversi leggermente in avanti, trasferendo quindi il peso del corpo sul piede anteriore. A questo punto è la gamba anteriore a supportare il peso. Il ginocchio posteriore è ora libero di piegarsi e quindi il piede posteriore sollevato e portato in avanti diventerà il piede d'appoggio per permettere, in un movimento continuo, al piede anteriore di muoversi in avanti. Quando state in piedi quindi, allargandovi ed espandendovi ed andando verso l'alto, è presente la spinta della forza di gravità. Questa però non opera per portarvi in avanti in maniera tale da mettervi a rischio di una caduta, ma semplicemente in modo da permettervi di spostarvi da un piede all'altro con leggerezza, libertà e mobilità. L'intero corpo è diretto verso l'alto, piuttosto che verso il basso e quando descriviamo il corpo inclinato in avanti dalle caviglie, all'interno dell'intero processo, è un inclinamento in avanti e verso l'alto piuttosto che in avanti e verso il basso. Una differenza sottile ma determinante.

Ricordate quindi che quando iniziate a camminare è la gamba anteriore la prima a muoversi. Mentre è la gamba posteriore a fornire il supporto per il movimento. Il peso si sposta solo quando il piede anteriore viene a contatto con il suolo. Le persone confuse da tutto ciò, tendono a fare esattamente il contrario di quello che dovrebbero fare. Tutto questo trova applicazione, per esempio, anche nel salire le scale, quando è il piede posteriore a fornire il supporto. Vi allungate dal piede posteriore per poter portare il piede anteriore sul gradino, e una volta appoggiato il piede anteriore sul gradino, è dal piede posteriore che vi allungate e vi estendete per portare il corpo in avanti; quando invece le persone tendono a portare il piede anteriore sul gradino per poi stendere la gamba. In questo modo il peso del corpo è sollevato completamente dalla gamba anteriore invece di affidare il lavoro principale all'allungamento della gamba posteriore ed alla spinta generata dalla gamba posteriore. Questo equivoco rende il camminare un'azione molto difficile, più di quanto dovrebbe esserlo in realtà.

*1 febbraio 1991*

# L'atto di vivere

Da un punto di vista pratico, da un punto di vista pratico dell'insegnamento, vi capiterà di incontrare delle persone così egocentriche da credere che le cose dipendano dal loro fare. E questa non è una considerazione puramente filosofica o dottrinale, ma assolutamente pratica quando ci si trova ad aiutare le persone ad intraprendere dei cambiamenti. In più di un'occasione, rivolgendomi ad un allievo, ho detto, "Ora, voglio che lei non faccia niente," e lui, rispondendomi con un'espressione di grande serietà, "Ma, se non faccio qualcosa, cado per terra." Queste persone hanno la profonda convinzione che se non fanno qualcosa, nulla avviene. Come se tutto ciò che avviene dipendesse dal loro fare.

Mi dispiace che l'educazione, certamente nel passato, e l'attitudine di genitori ed insegnanti, fosse profondamente di quest'avviso, "Devi provare più duramente. Devi sforzarti di più. Devi farlo. Non devi solo sognare o pensare a questo o a quello, devi andare là fuori e farlo." Questo tipo di atteggiamento alla fine, li porta alla convinzione egocentrica che tutto dipende dal loro fare. Se metterete alla prova questa convinzione così profondamente radicata in loro o gli offrirete qualcosa per fargli realizzare che è forse incorretta, questo gli creerà ansietà, se non paura.

Quindi, muovendoli da una condizione nella quale cercano ostinatamente di alzarsi, ostinatamente di portare la loro testa in avanti e verso l'alto, ostinatamente di allungarsi, forse alla fine saranno capaci di fermarsi o di ridurre il loro fare, ma il risultato di questo cambiamento sarà uno stato di ansietà. L'ansietà si manifesta specificamente in un'alterazione del ritmo respiratorio e globalmente in un generale tirare verso il basso. Durante il vostro insegnamento quindi, dovete stare molto attenti a come mettete alla prova queste idee. Certo, volete che smettano di cercare di fare il lavoro per voi, ma dipende da voi osservare con molta, molta attenzione la reazione che ottenete dal vostro allievo. Per gli insegnanti è molto importante tener presente che se dal vostro punto di vista ottenete una reazione sbagliata, è molto probabile che l'errore sia vostro e non dell'allievo. E la stranezza è che probabilmente avete dato lo stimolo sbagliato.

Dovete lavorare con la gente per un lungo periodo di tempo prima di credere alla possibilità che non reagiscano ad uno stimolo.

Tutti reagiscono ad uno stimolo. Reagiscono allo stimolo secondo le loro abitudini. Se sapete che l'allievo reagirà secondo le proprie abitudini, allora non è forse un vostro errore dargli lo stimolo sbagliato? Se avete premuto il bottone sbagliato, chi è allora responsabile per i cattivi risultati? Potete biasimare solamente voi stessi.

Così come il vostro insegnamento, anche la vita in generale può diventare inutilmente complicata. Come Alexander ci ha indicato, la gente può complicare inutilmente l'atto di vivere. Normalmente non parliamo dell'atto di vivere. Siamo vivi e viviamo. Ma l'idea che vivere sia un atto che intraprendiamo, che va avanti, ci aiuta a comprendere quanto sia importante prepararsi a viverlo avendone chiare le implicazioni. Vivere è veramente un atto. Potrebbe sembrare come un delicato equilibrio tra il non cercare di fare, non avendo l'egocentrismo di credere che se non fai qualcosa nulla accadrà, e la realizzazione che vivere è un atto. Con una maggiore attenzione non vi sembrerà una contraddizione. Le due cose vanno insieme. Vivere è un atto, e in quest'atto, troppo facilmente permettiamo alle nostre abitudini e convenzioni di ostacolare e arrugginire le nostre attività con ogni sorta di complicate influenze.

Bisogna considerare che nell'atto di vivere, che sia camminare lungo la strada, o imparare a suonare il piano, il consumo principale di energia è dedicato al supporto del peso del nostro corpo. Se il peso del nostro corpo non è supportato efficientemente, allora vi è una tremenda dispersione di energia e l'intero processo di vivere non è efficiente. L'allievo si confronta con tutto questo, e questo è quello con cui dobbiamo confrontarci noi. Dobbiamo imparare a ridurre questa interferenza che ci porta a dissipare una quantità immensa di energia vitale. Questo è il momento in cui il fare meno, e l'inibire, entrano in gioco. Quindi, senza alcun dubbio, dovete riconoscere nel vivere e nell'imparare non solo il lavoro efficiente della parte fisica, non solo quello della parte mentale, non solo quello del sistema nervoso, ma dovete riconoscere che il funzionamento dell'insieme deve essere conservato ad uno standard molto alto. Giunti a questo punto vi troverete al via e sarete pronti a partire. Ma non prima di allora.

# Biografie

WALTER CARRINGTON è nato a Londra nel 1915. Ha completato il corso di formazione per insegnanti diretto da Frederick Matthias Alexander nel 1939. Fino al 1955 (anno della morte di F. M. Alexander) lavora come suo assistente, fatta eccezione per gli anni fra il 1941 e il 1946, durante i quali partecipa alla seconda guerra mondiale come pilota della Royal Air Force.

Insieme alla moglie Dilys dirige a Londra The Constructive Teaching Centre Ltd.

È uno degli insegnanti più autorevoli avendo contribuito considerevolmente alla diffusione della Tecnica Alexander attraverso numerosi articoli e pubblicazioni e, soprattutto, attraverso il suo insegnamento presso il centro di formazione per insegnanti tuttora in attività. Negli anni tra il 1968 e il 1970 ha ricoperto la carica di Presidente della Society of Teachers of the Alexander Technique (STAT) - La Società degli Insegnanti della Tecnica Alexander.

ETTORE ARCAIS ha completato il corso di formazione per insegnanti della Tecnica Alexander presso il CTC Ltd a Londra con Walter Carrington. Dal 2002 lavora come suo assistente ai corsi di formazione ed aggiornamento per insegnanti, oltre a svolgere privatamente la professione sia a Londra che in Italia.

Precedentemente, terminati i suoi studi in Italia, ha conseguito il Solistendiploma in oboe presso il Konservatorium für Musik und Theater a Berna, Svizzera. Ha suonato con diverse orchestre e gruppi da camera in Europa, e partecipato a numerose registrazioni radiofoniche, televisive e discografiche.

Per maggiori informazioni potete visitare il suo sito web all'indirizzo: www.tecnica-alexander.net

JERRY SONTAG ha curato la trascrizione e pubblicazione delle due raccolte Thinking Aloud - Pensando a Voce Alta, e The Act of Living - L'Atto di Vivere, per conto della Mornum Time Press. Vive e lavora a Berkeley, California, dove insegna la Tecnica Alexander e dirige un corso di formazione per insegnanti.